JN157890

マリ先生の健康教室

オトナ女子 あばれるカラダとのつきあい方

常喜眞理
家庭医／医学博士

更年期・加齢期のトラブルはこうして解決する

すばる舎

はじめに

自分の体の〝モード変化〟を自覚しましょう

はじめまして、常喜眞理（じょうきまり）と申します。

都内でクリニックを開業する一方、産業医として、企業で働くみなさんの健康管理のお手伝いをしています。


さて、女性のみなさん。近頃、体があばれてはいませんか？

「あれ、いままではこんなことなかったのに……」

自分の体が思うようにならない、そんな違和感を感じてはいませんか？

30代、40代と女性の体は少しずつ変化し、更年期・閉経という新たなモードに入っていきます。さらにその先には、加齢問題も待ち構えています。この変化の過程で、さまざまな不快な症状が出てくるわけです。

しかし恐れることはありません。体の次のモードへと、上手にソフトランディングさせられればよいのです。

大切なのは、体の変化をしっかり受け止め、過敏に反応することなく、慌てず備えること。

この本では、私の家庭医としての経験から、女性の体に起こる変化を年代別に整理し、その対応策を提案していきます。

〝あばれるカラダ〟とつきあう、あなたなりのコツをつかんでいただければ幸いです。


もちろん人の体には個人差があり、「私はまだ大丈夫」という方もいることでしょう。でも、ここで取り上げる体の変化は、遅かれ早かれ〝必ずやってくる〟ということをお忘れなく。

この本を手にとっているあなたが30代や40代であっても、ぜひ70代の章まで、ひととおり目をとおしてみてください。

先手を打って変化に対応することこそ、輝く50代、60代、70代への布石なのです。


どうか自分の体の変化に耳を傾けてください。「あ、次のモードがきたな」と思えるようになればしめたもの。

新しいモードに即した体のケアを心がけましょう。


目指せ、健康オトナ女子！

目次

50代

がんの予防に本腰を入れるときがきました。各臓器も見直しが必要です

50代への処方箋

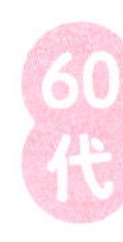

足腰のおとろえがカラダの"あばれ"を呼び寄せる

70代

「フレイルサイクル」にご用心。〝食べる力〟を維持しましょう

～まだまだこれから！加齢による衰弱を防ぎ、人生をいつまでも楽しもう

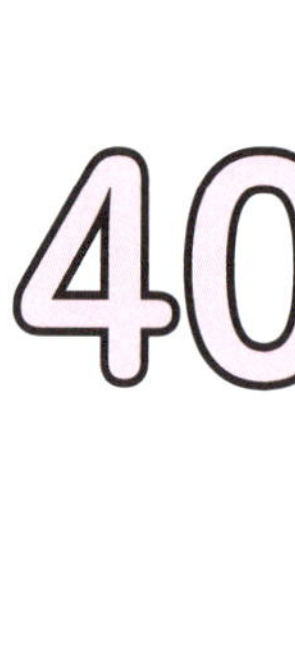
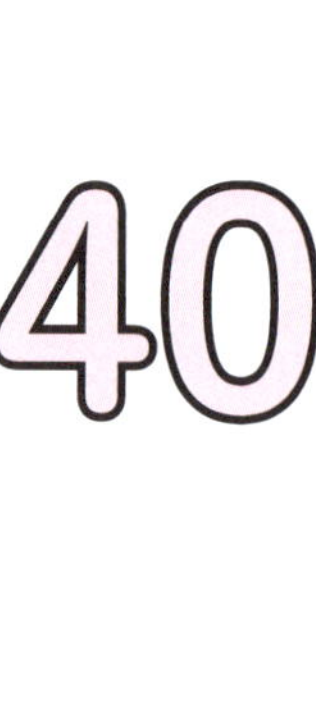

ここが女の正念場。〈あばれるカラダ〉をソフトランディングさせよう

40代

成長ホルモン、
性ホルモンの低下が
本格化し、
さまざまな問題が
噴出してくる！

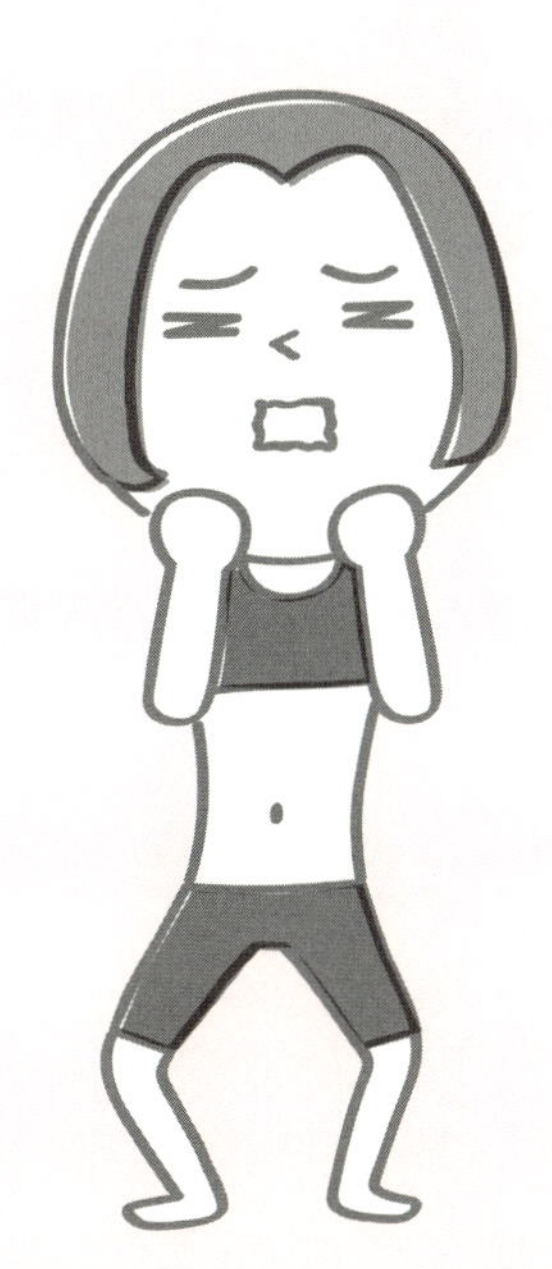

40

40代女性のカラダには何が起きているの？

いよいよ更年期なのかな…？
30代までとは全然違うな…
最近なんとなく調子が悪い

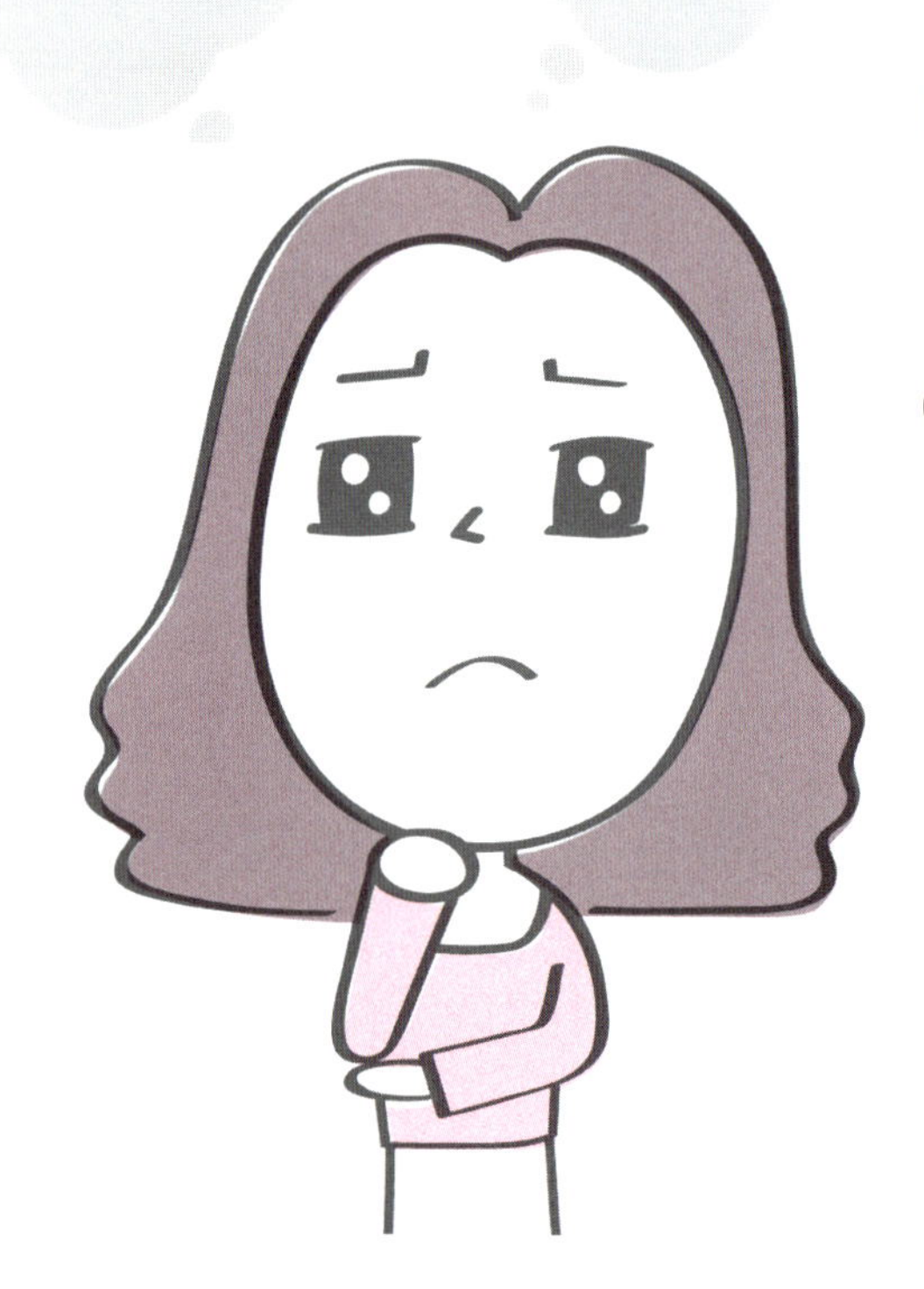

体のモード変化は30代から始まっている

40代。いわゆる更年期、女性の体が大きく変わるときです。

怖いですか？　不安ですか？

大丈夫。明けない夜がないように、終わらない更年期もありません。ポイントはどうソフトランディングさせるかです。

更年期やその他のトラブル対策に入る前に、まず40代女性の体に何が起こっているかを簡単に説明しましょう。

実は変化は30代から始まっています。20代のときにはまだ豊富に出ていた成長ホルモンが低下し、細胞再生能力がおとろえ始めます。

成長ホルモンは子どもの体の成長をさせるだけでなく、大人の体にも大切なホルモンです。体内の物質をエネルギーとして使えるようにし、さらに代謝（たいしゃ）を促し、体を修復・再生、すなわち回復させる働きもあります。この働きが低下するということは……

要するに、職場や家庭でハードワークして消耗しても、以前のような潤沢な補給は望めないということ。成長ホルモンの低下は40代でさらに進みますから、どんどん無理が利かない体になっているのです。

実感していますよね？

こんな症状に心当たりは？

前日の疲れがとれない
徹夜が負担になる
風邪をひきやすくなった（1ヶ月前にひいて治ったばかりなのにまたひいてしまった）
髪のコシやハリが低下した
化粧落としをせずに寝たら、肌荒れを起こすようになった
お酒を飲んだ翌日に顔がむくむようになった

女性ホルモン量の変化が自律神経を狂わせる

ここに追い打ちをかけるように、40代の女性の体は更年期を迎え、性ホルモンの減少が始まります。ただし、問題は量の低下というより〝変化〟なのです。この変化が、ホルモン分泌の司令塔である脳の視床下部にストレスを与えます。

ホルモン分泌・自律神経系全般は、脳の間脳(かんのう)の一部である視床下部(ししょうかぶ)というところがコントロールをしています。多くの部門を管理する役割ですから、会社にたとえると本部長職に当たるのではないでしょうか。

本部長は、管理している部署のひとつである性ホルモン部門の働きが低下し、「あれ、いつもと違うじゃないか」と面食らった状態となります。そのストレスでイライラし、他部署である自律神経部門へ八つ当たり。結果として自律神経系の部署にも悪影響が及ぶ、というイメージです。

自律神経が狂い始めると、何でも起こり得ます。

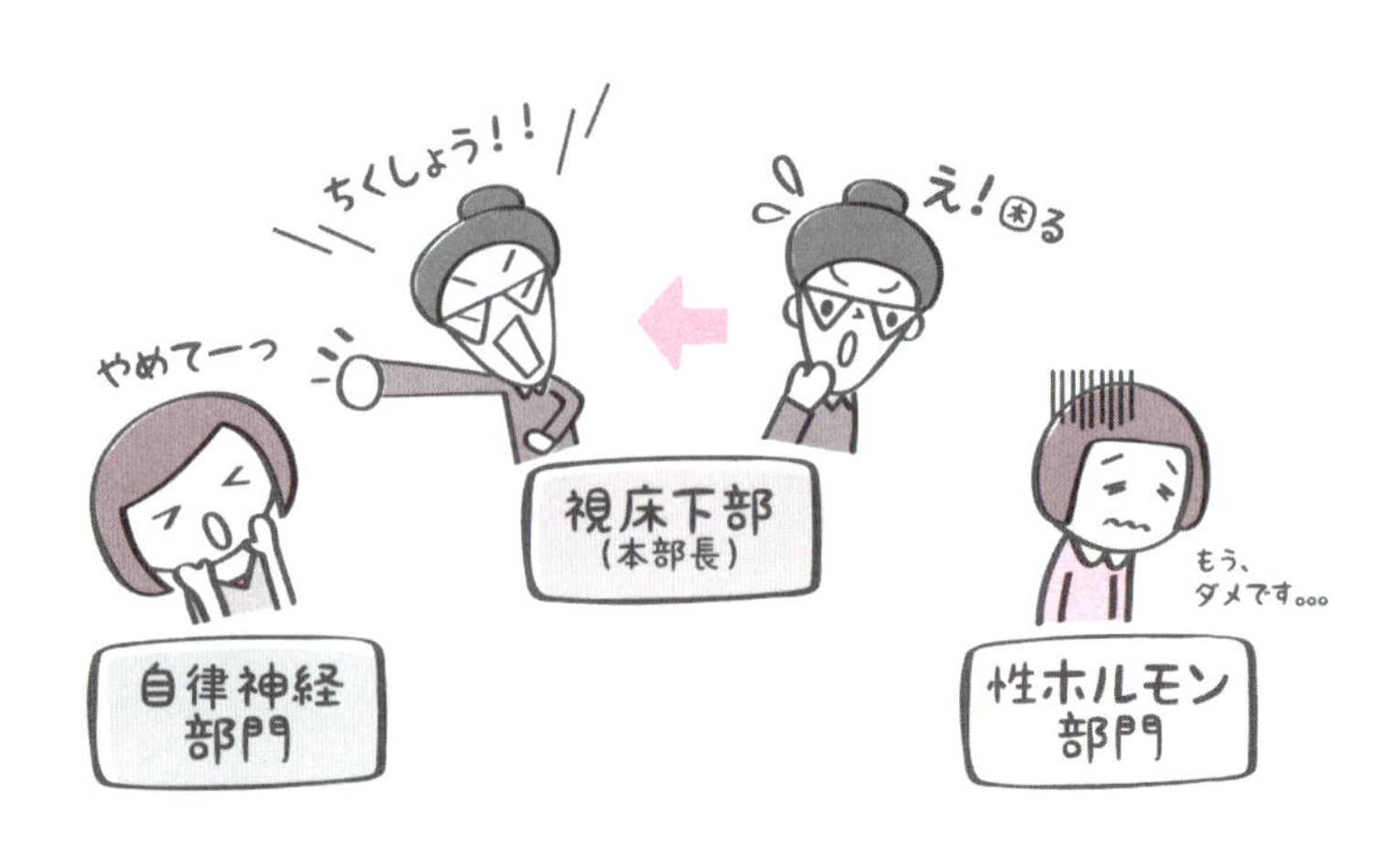

動悸、肩こり、頭痛、肌荒れ、ほてり、血圧の上昇、不自然な発汗、消化不良……などなど。

さらには心にも影響を与え、体の不調とも相まって、うつ症状など感情の不安定を引き起こすこともあります。

更年期でなくても、妊婦さんが出産後に皮膚のトラブルが出たり、うつ状態になることがあります。これは出産に向けて、これまでより盛んに性ホルモンが分泌されたものの、出産を機にガクンと以前の量に戻るから、と考えられています。

この急激な性ホルモン量の変化により、自律神経が狂ってしまうわけです。私は〝回復が期待できるプチ更年期〟といって、子育てママに説明しています。

更年期を切り抜けるには、気の持ちようも大切です

まず、更年期の不調は「いずれ終わる」ということを肝に銘じてください。期間は40代半ばから50代半ばというのが、平均的なところでしょう。いつまでも続くものではないので、ここをこじらせるのは得策ではありません。何とかうまくつきあいたいものです。

よく言われるのが、「戦時中は日本女性に更年期はなかった」というもの。明日をも知れぬような心労のせいで、すっかり忘れていたのでしょう。

要するにこの問題、「気の持ちよう」が意外に大事なんですね。実際、家族の病気や経済問題など、大きな心配事があった場合、更年期をそれほど感じなかった、という例が少なくありません。これもそれどころじゃなかったからでしょう。

でも、厄介ごとを進んで抱えるのは、ちょっと……ねえ?

やはり楽しいことに心を奪われたいもの。趣味でも、仲間とのちょっとしたおしゃべりでも何でも結構。とにかく人生を楽しみましょう。恋心なんてのもいいかもしれませんよ！

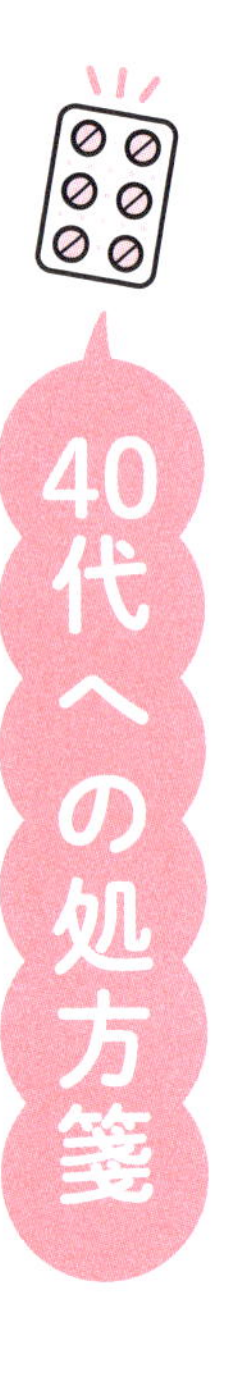

1 更年期対策と自分に合った治療の選び方

更年期障害とは自律神経失調症

冒頭で触れたように、更年期の不快な症状とは、女性ホルモン（エストロゲン）の急激な低下に、司令塔である視床下部がストレスを受け、自律神経が狂ってしまうために起こります。要するに更年期障害とは、自律神経失調症。これに人間関係などの外的ストレスが絡んだりすると……ますます自律神経がこじれていくわけです。

体のバランスを司る自律神経がおかしくなるのですから、何でも起こり得ます。そして何でも起こり得るがゆえに、その対処法は人それぞれとも言えるでしょう。更年期障害には、こうすればOKという絶対の正解がないところが悩ましいところです。

よく知られている症状だけでもこんなにあります。病気というわけでもないようだけど……という、いわゆる不定愁訴と呼ばれるものです。

いわゆる「不定愁訴」

- いくら寝ても眠い
- 頭痛、めまい、ふらつき
- 手足のしびれ
- 吐き気
- 顔のほてり、のぼせ（ホットフラッシュ）
- だるい、疲れやすい
- 汗が止まらない
- 冷え
- 生理不順
- 性交痛
- 膣炎
- 不眠
- 更年期うつ　etc.

ふあ…
あんなに
寝たのに
まだねむい…

また頭が
ガンガンする！

暑い…
暑すぎる…

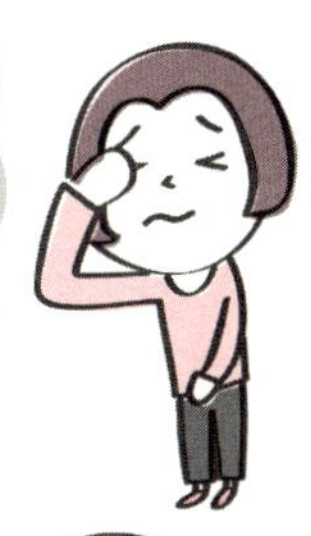

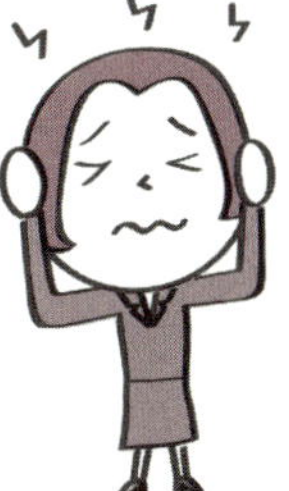

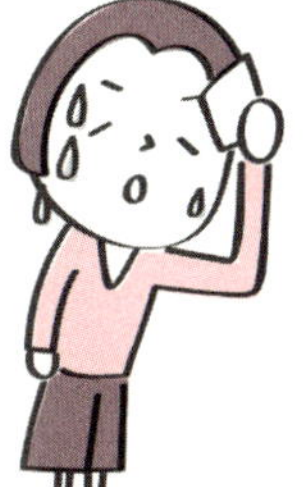

なんか
疲れるわ〜

ちょっとお勉強
～自律神経ってなに？

自律神経は、意識的に動かさなくても自律的に内臓を動かし、必要に応じてさまざまな物質を分泌させることで体のバランスを整えてくれる神経です。私たちがいちいち命令しなくても、心臓も胃も腸も動いてくれますよね。

胃液が必要なら胃液を分泌させますし、水分が足りないと感じたら、私たちに渇きを感じさせて水分補給を促したり、まことにありがたい存在です。はっきり言って私たち、生きるということに関しては自律神経に丸投げ状態なわけです。

言われなくても黙々と働いてくれている自律神経がピンチなのですから、たまには助けてあげましょう。

もう少しだけ、自律神経についてお勉強。

実は自律神経は「交感神経」と「副交感神経」という2つの神経系でできています。

ざっくり言えば、「交感神経」は戦闘モード、あるいは対ストレスモード。仕事中や活動中、緊張やストレスを感じているときに主に働くものです。このおかげで、外部からの刺激に敏感に反応できるわけです。

一方の「副交感神経」は休戦モード。体を回復させたり、睡眠やリラックスしているときに働くものです。筋肉が緩み血管が広がり、体の回復がはかられます。お風呂やマッサージでも実感しますね。

具体例で言うと、体の活動に必要な心臓機能は交感神経優位なら活発に、副交感神経優位なら抑制されます。一方で、栄養補給時の消化管運動や胃液・膵液の分泌は、交感神経優位なら抑制されますし、副交感神経優位なら活発になります。

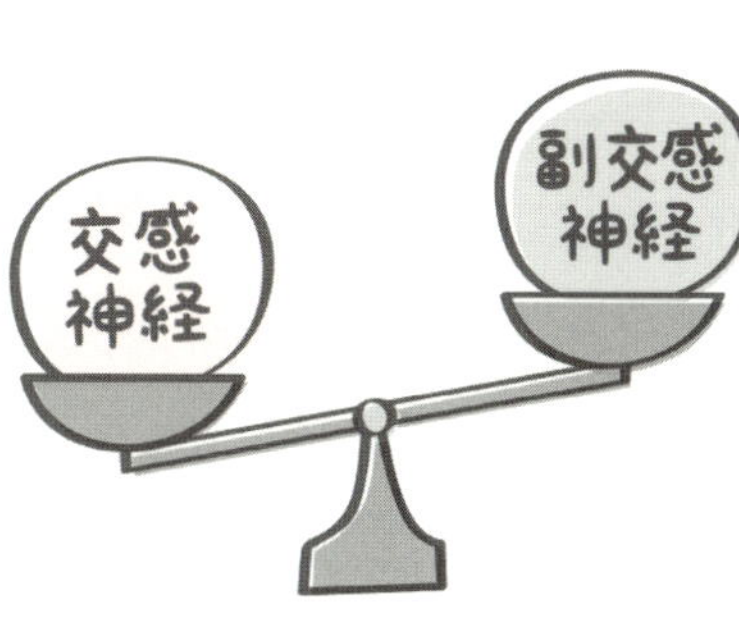

「食事は楽しくリラックスした状態で」というのは、ちゃんと理由があるんですね。2つの神経系はシーソーのような関係で、片方が強まれば片方が弱まります。

どちらも必要なものですが、自律神経はこの2つのバランスをとることで、体を正常に機能させています。昼間は交感神経を中心にバリバリと仕事をこなし、食事中や夜は副交感神経で体を回復させるわけです。

更年期は、ストレスによって交感神経に針が振れています

では、更年期の自律神経はどんな状態でしょうか。

女性ホルモンの低下によって視床下部がストレスを受けているのですから、もちろん「交感神経」に傾いている状態です。それに伴う不快な症状がさらなるストレスとなり、ますます「交感神経」が活発になるほうに針が振れていきます。

この悪循環にはまると、よく眠れず、あげくに精神的にもクヨクヨ……となれば、副交感神経が働くひまがありません。疲れやすく、体が重いのも無理のない話。

さて、ということは意識的に「副交感神経」のスイッチを入れ、そのバランスをとればいいわけです。

はい！　ゴールは見えました。ではどうするか？

副交感神経エクササイズ　～自分の内部に意識を集中しリラックスする

「体の調子は悪い。仕事でも家庭でも悩み事はある。」でもそれは横に置いておいて、自分

の体の内部に意識を向ける時間を持ちましょう。次に挙げるエクササイズは医学の教科書にも載っている、副交感神経を刺激するためのものです。

1 目をつぶり、体を大の字にして仰向けに横たわる
2 ゆっくり深呼吸を繰り返し、できるだけ呼吸することだけに集中する
3 落ち着いてきたら、深呼吸しながら右手の指先に意識を集中する
4 右手に温かさを感じたら、意識を左手の指先に向ける
5 同じように右足、左足を意識していく

※さらに右手からもう2〜3回繰り返す

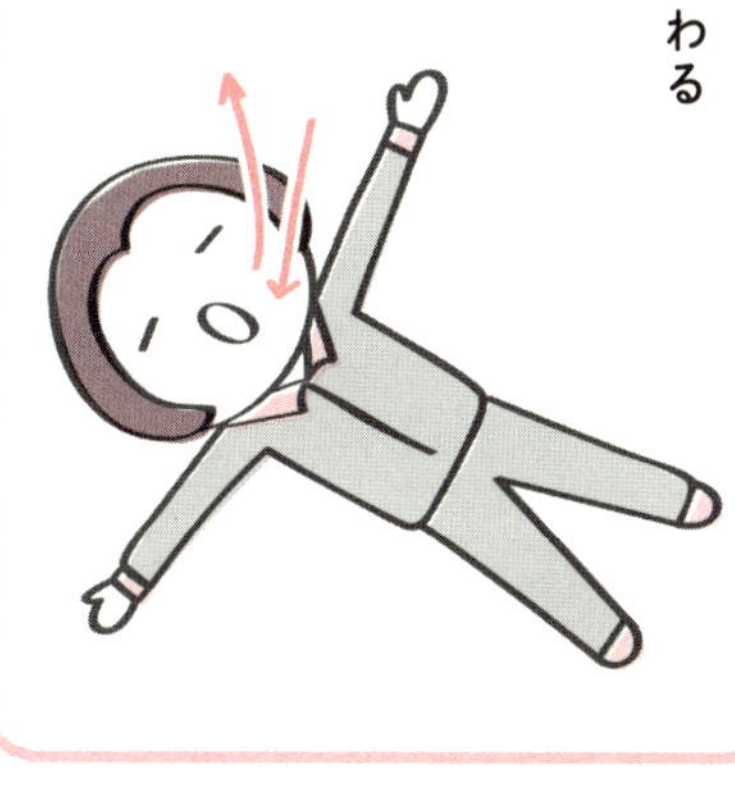

副交感神経が働いているときは血管が開き、体の末端にも温かさを感じるものですが、これを逆手にとって、体の末端を意識することで副交感神経にスイッチを入れようというエクササイズです。目をつぶることで外界の情報を遮断し、深呼吸するだけでも、ストレスから

の解放に効果があるはずです。

要するにリラックスすることが目的ですので、人によってはヨガ、瞑想、ゆっくりとした入浴などでもよいでしょう。気持ちがいいと感じたら、ツボやマッサージでもＯＫ。日中でしたら好みの香りを焚いたり、温かいお茶を飲むのもよいですね。

体幹を温かくするのも大切です。自律神経系の実働部隊の大切な部分は、背骨の近くにあります。なので背骨を冷やさないのはポイントです。更年期の〝のぼせ〟で暑いといっても、首回りにはひと巻きし、腰回りや背中の肩甲骨の間もしっかり冷やさず過ごしましょう。

冒頭で「更年期は気の持ちようも大切」と言いましたが、楽しむことも重要です。つまり、体だけでなく心のコリもほぐすこと。趣味に没頭したり、友達とおしゃべりして大いに笑うことも効果ありです。「楽しい気持ち」もまた、副交感神経を刺激します。

あ、「楽しい食事」もいいですね。

もちろん規則正しい生活、バランスのよい食事、適度な運動と睡眠。これらは更年期に限らず、いくつになってもマストです。

いま、医療機関で更年期対策としてできること

ここまで読んで、「深呼吸？　ヨガ？　おしゃべり？　こっちはそれどころじゃないんです！」と、憤ってる方もいるかもしれません。しかし更年期障害が自律神経失調症である限り、副交感神経を刺激することが治療の王道であることは気に留めておいてください。いかにして、自分をリラックスさせる状態をつくれるか。

ただし不快な症状が我慢できないレベルなら、かかりつけ医に相談するのがいいでしょう。更年期障害はこじらせるのが一番よくありません。現在、行われている代表的な治療をご紹介します。

漢方薬治療

体質に合えば体調全般が快調に。ただし副作用ゼロではないことをお忘れなく

更年期治療に使われる漢方は、主に次の3種類。

・加味逍遙散（かみしょうようさん）

・当帰芍薬散（とうきしゃくやくさん）
・桂枝茯苓丸（けいしぶくりょうがん）

いずれも血（けつ）の巡りをよくすることで、体のバランスを整えようというものです。どれが自分に合っているかは、それぞれの体質にもよるので一概には言えません。かかりつけ医と相談しながら、体の状態をチェックしてもらった上で、試行錯誤していくことになります。

効果と副作用

効果のあるなしは2週間ほどでわかりますので、もし効かなければ薬を替えることになります。

ところで、たまに「漢方は西洋薬と違い、いくら飲んでも副作用がないから安心」という方がいますが、それは大間違い。漢方も薬ですから、しっかり効果もあれば副作用もあります。そもそも西洋医薬は漢方の成分を人工的につくったものですから、基本は同じです。

そのため、特に体に異常がなくても、長く飲み続ける場合には3〜6ヶ月に一度は血液検査をして、副作用をチェックすることをおすすめします。症状が落ち着いた頃から、徐々に薬を減らしていくのがいいでしょう。

ホルモン補充療法（HRT）

足りないなら足せ、というストレートなアプローチ

　更年期障害の直接的な原因が女性ホルモン（エストロゲン）の低下なら、手っ取り早くエストロゲンを足してやれ、というのがこの治療法です。

　ホルモン値は血液検査で調べることができます。主に錠剤タイプとテープやパッチタイプがあり、テープやパッチは2日間貼りっぱなしにするので、薬のように飲み忘れはないのですが、肌の弱い方はかぶれることがあるかもしれません。

　以前はエストロゲンだけを投与したため、子宮体がんのリスクが高まるなどの副作用が報告されましたが、近年は黄体ホルモンを併用することで回避されています。

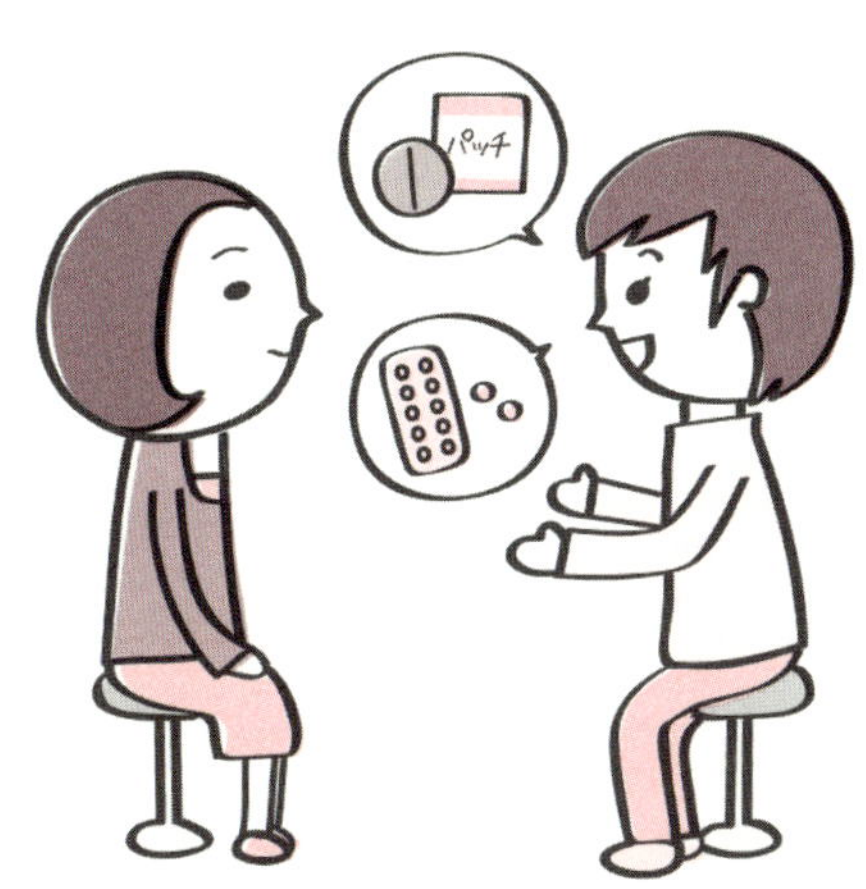

基本的には更年期前期、つまり閉経前に投与することで、以前どおりの子宮の状態や生理を保とうとするものですが、閉経後に不快な症状が現れた方にも有効な場合があります。治療を希望する場合は、かかりつけ医としっかり相談することが必要です。

効果と副作用

投与の最初の頃は吐き気を伴ったり、5～6ヶ月は不正出血が続く場合があります。最初の投与から不快な症状が改善される方もいますが、すべての方に効果があるわけではありません。また、血栓症や心筋梗塞、脳卒中になったことがある方、肝臓病の方などには適しませんので、詳しくはかかりつけ医にご相談ください。

では症状が改善されたとして、このホルモン補充療法はいつまで続ければいいのでしょうか？

これは難しい問題です。アメリカなどでは不定愁訴対策というより、美容目的や女性らしくあるために、80歳を過ぎても飲み続ける方もいて、最近ではこの考え方も普及しています。ただ、あくまで私の個人的な意見としては、いまのところ5年くらいを目安にしたほうがよいと考えています。しかしそれも、個々の状況によって違うでしょう。やはり、かかりつけ医とよく相談することが必要です。

西洋薬治療（抗不安薬など）

不安や緊張を和らげて乗り切るという考え方

こちらは精神的ストレスを和らげることで、不快な症状を緩和しようという治療法です。抗不安薬、軽い抗うつ薬、催眠鎮静薬（さいみんちんせい）などが処方されます。

更年期の不快な症状は、再三申し上げたように女性ホルモン（エストロゲン）の低下からくる自律神経失調症が原因ですが、これに個人的なストレスや気質・体質が複雑に絡み合ってきます。人によっては、落ち込み、イライラ感、パニック症状、不眠状態となり、耐え難いレベルになる方もいます。その場合は、こういった薬で切り抜ける作戦もありでしょう。

効果と副作用

不調を根本的に改善するものではありませんが、不調をきっかけにひどくなりがちな症状を和らげてくれます。適正な使用をすれば世間で考えられているほど心配な薬ではありません。かかりつけ医とよく相談しましょう。個人的には何も手立てがなく我慢するよりは、「いざというときにはこれがある」とお守り的な気持ちで持っているほうがよいと思っています。

私の更年期対策

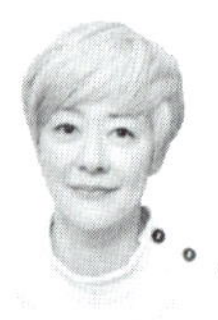

さて、1963年生まれの私は現在54歳。まさに更年期に当たるお年頃？ です。最後に、私自身の更年期とのかかわりについてお話ししましょう。

私はもともと体が弱かったせいか、軽微な体の不調は日常的なものでした。そのせいで、むしろ更年期を感じにくかったかもしれません。

それでも「あれ、これって更年期のせい？」と初めて思ったのは44歳のとき。必要に迫られてある薬を飲み始めたところ、全身が蕁麻疹（じんましん）に襲われました。蕁麻疹はそれ用の別の薬を服用することで抑えられたのですが、薬をやめるとまた出てきてしまい、薬を手放せなくなってしまったのです。

さらに、蕁麻疹だけでなく皮膚にまつわるトラブルが増え、すぐにかぶれを起こすようになりました。もともとアレルギー体質があり、長年花粉症やほこりアレルギーに悩まされていましたが、雑巾を絞ると1回で手が赤くガサガサになってしまいます。イカの皮むきやニンニクをすりおろしたりしても同様です。爪も割れやすくなり、突然深爪のように折れてしまい、つらい思いをしていました。

仕方ないので、いまは家事一切を薄い手袋をして行っています。乾燥も関係していますので、ハンドクリーム、市販の爪用オイル、ジェルネイルなどでだいぶ楽になりました。

更年期というと、ほてり（ホットフラッシュ）や異常発汗がよく言われますが、実は皮膚に症状が現れるケースも多く、「私はこっちか！」と思ったものです。

そして47歳ぐらいから、ときおり、めまい・頭痛を起こすようになりました。乗り物にも酔いやすくなり、数分、電車に乗っても酔うことがあります。

若い頃は頭痛持ちではなかったのですが、いわゆる老眼（調節障害）が出始めた40歳過ぎからしばしば頭痛を起こしたり、頭痛のない片頭痛（へんずつう）を起こしたりするようになりました。

頭痛のない片頭痛というと、ピンとこない方も多いかもしれません。しかし、片頭痛と言われる病気の中にはこうしたものもあるのです。視界がギザギザしたり、急に暗くなったり。私の症状は、ちょうど玉ねぎで目が痛くなり、鼻水が出て、涙と痛みで目が開けていられない状態とそっくりです。

そんなときは、15～20分間ほど暗いところで目をつぶってじっとしたり、鎮痛薬や安定薬を飲んだりすることでしのいでいます。

それから、ほてりとは違うのですが、急に暑くなったり、急に寒くなったり。それが数分おきに交互に現れることがあります。「ちょうどいい」状態がない感じ。これには、眠る際に体幹を冷やさないように気をつけています。暑くて半袖のパジャマを着ていても、首には布を巻き、腹巻をする。体幹には重要な自律神経があるからです。

ほかにも髪のツヤやボリュームが減り、この頃にそれまでのロングヘアをショートヘアに変えました。女性が髪をばっさり切るというのはけっこう決断がいるもので、ちょっとした感慨があったのを覚えています。理由が理由ですしね。一気に白髪も増え、思い悩んでいましたが、思い切って金髪にしてみたら、気持ちがラクになりました。

最近現れたのが左手の薬指の第一関節の痛みです。何もしなくても痛いですし、動かした拍子に「あっ、痛！」という調子です。いまのところ腫れはあまり目立たないのですが、父がヘパーデン結節という指の第一関節が変形する関節症を患っていたので、キタキタと思っています。それにしても、親に似たくないところが似てしまうものです。

このほか、関節については腰、肩、首、ひざと、ひととおりトラブルが出ています。関節の不具合はある年代を過ぎると完全によくなることはありません。ひざについては階段を避けたり平地で運動したりするなど、過度な使用を避けるようにしています。

私の更年期はまだ続いているようですが、では、こういった症状に対して私がどう対処しているかというと、針やお灸(きゅう)、マッサージ、そして不快な症状をごまかす薬。要するに対症療法ですね。幸い、日常生活に大きく支障をきたすほどではないので、そんなふうに更年期とつきあっています。

更年期は加齢に備えるトレーニングと考える

更年期の症状は人それぞれですので、こうすればいい、という正解はありません。我慢できないようであれば、かかりつけ医（内科医や婦人科医）に相談して対症療法でやり過ごす、というあたりが落としどころでしょうか。

ホルモン治療については、私は超積極派ではないのですが、症状が深刻で困っている方にはおすすめです。期間は5年以内ぐらいかなと思っています。

ただし、ホルモン治療を受けて体調がよくなっても、20代の体に戻るわけではありません。さらに女性ホルモンを長期に補充することで、体にどんな影響があるのか、それはまだすべてわかっているわけではありません。今後の研究が待たれるところです。

更年期の症状が出ると、つい「いつまでこれが続くのかしら……」とネガティブに考えがちですが、いつかは落ち着くと覚悟を決め、自分の体の声に耳を傾けながら、更年期と寄り添ってみてはいかがでしょうか。

ある意味、更年期は加齢に備える、ひとつのトレーニングとも捉えられます。そういえば、「更年期は老年期における思春期である」と表現した人がいましたね。確かにモヤモヤ、ドキドキしているところは似ているかも？

ところで、たまに「更年期なんて全然、実感ないわ」という方がいらっしゃいます。まことに結構なことなのですが、しかし実際は何かしらの症状は出ているのに、一時的な体の不調と思っているだけかもしれません。

もしかしたら、更年期を認めたくないだけかも。要するに「なかったこと」にしているだけ……でも、それはそれでOKでしょう！　ただし無理はしないでくださいね。

2 更年期と間違えやすい甲状腺の病気

甲状腺もあばれだす!? 成人女性の10人に1人が発症しています

喉頭隆起（喉仏）
甲状腺

べかまろ / PIXTA(ピクスタ)

あれ、これが更年期かしら？　と思ったら、実は違う病気の場合もあります。その最たるものが甲状腺の病気です。

首の前側中央、喉仏の下あたりにあるのが甲状腺。ふだんは意識することのない臓器ですが、ここから分泌される甲状腺ホルモンは、体の発育や代謝機能に大きくかかわっています。

甲状腺の病気は女性に多く、たとえば甲状腺ホルモンの分泌が少なくなる病気として知られる「橋本病」は、女性の約10人に1人が発症すると言われています。特に中年女性に多く見られ、実は意外に身近な病気なんです。

甲状腺ホルモンの分泌量に異常が起こると、次のような症状が表れます。

甲状腺のトラブル

甲状腺ホルモンが多すぎる場合

動悸がする
手が震える
疲れやすい
暑がりになる、発汗が激しくなる
イライラする、不眠
体重減少
下痢

甲状腺ホルモンが少なすぎる場合

ボーッとする、無気力
むくみ
声がかすれる
寒がりになる
便秘

ねぇ、ちょっと
暑くない？

え、私はすごく
寒いんだけど…

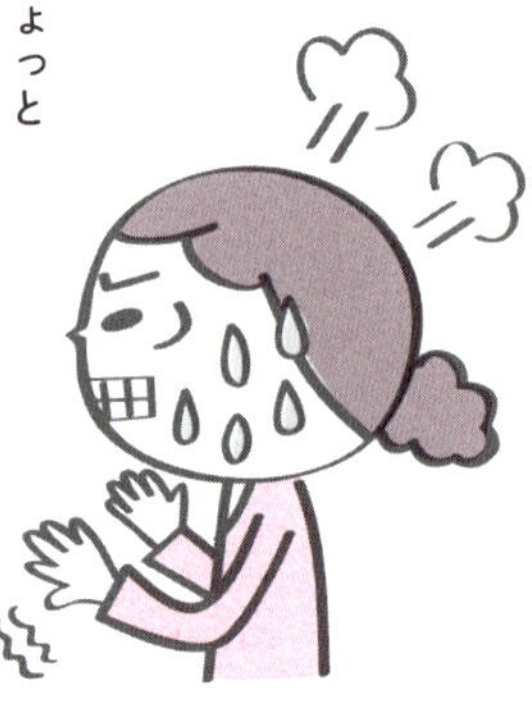

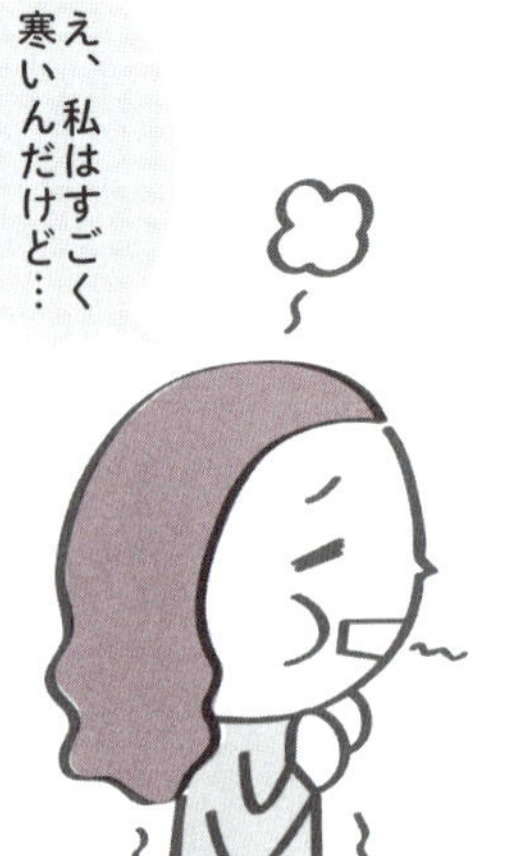

症状を読んで、「更年期の症状に似てる?」と思いませんでしたか?

実際に症状の大半は、更年期による不定愁訴に近いものが多く、単純に「更年期だから仕方がない」と思っていたら、実は甲状腺の異常だった、という例が少なくありません。

甲状腺ホルモンは、更年期対策のページで説明した自律神経の交感神経のほうに働きかけます。つまり内臓の動きを活発にすることで、体のバランスをとろうとするのです。

ですから多すぎるとイライラしたり暑がりになったり。逆に不足すると無気力になったり寒がりになったりします。甲状腺ホルモンは、ほどほどが大事というわけです。

甲状腺機能の異常は血液検査でわかりますので、更年期と決めつけず、気になったら医師の診察を受けることをおすすめします。

代表的な甲状腺の病気

橋本病(慢性甲状腺炎)

甲状腺が腫れたり、甲状腺ホルモンの分泌が低下したときに症状が出ることもありますが、比較的症状に気づきにくい病気です。家族に同じ病気の方がいるとかかる確率が増えますが、たとえ家族にいなくても、私は更年期以降の女性の方には、年1回、甲状腺ホルモンのチェックをすることをおすすめしています。

甲状腺ホルモンが低下している場合には投薬治療が行われます。機能低下を放置すると心臓を傷めたり、命にかかわったりすることもありますので、甘く見てはいけません。

バセドウ病

甲状腺が腫れたり、ホルモンが過剰に出て症状が出ます。若い女性に多いのですが、中年期以降でも生じることがあります。動悸、ふるえ、発汗、体重減少といった症状が現れます。

亜急性甲状腺炎

一時的に炎症が悪化し、発熱や喉のあたりに痛みが出るなど、もっとも体の変調を感じやすい甲状腺の病気で、かぜと間違えることもあります。甲状腺ホルモンが過剰に出て症状が出ます。薬を飲むことで完治しますが、ここから慢性である「橋本病」につながる場合もあるので注意が必要です。

3年に一度は子宮筋腫(しきゅうきんしゅ)のチェックを

実は意外に身近な存在です　～貧血は子宮筋腫が原因かも

「筋腫」と聞くと何やら怖い感じがしますが、成人女性の3～4人に1人が子宮筋腫を抱えていると言われています。自覚症状がないことが多く、気づいていない人もいますが、実は非常に身近なものです。

早い人で30代からでき始め、40代になると筋腫を持つ人の割合がぐっと増します。数が増えたり大きくなったりすることも増え、放置すると子どもの頭大まで大きくなる場合もあります。この年代からは〝子宮のあばれ〟にも要注意というわけです。

子宮筋腫それ自体は良性の腫瘍ですから、大きくなったり数が増えたりしない限り、取り除く必要はありません。自覚症状もありません。女性ホルモンが影響している関係で、閉経すればもう大きくなったり増えたりしないので、何とか閉経まで持ちこたえたいものです。

子宮筋腫は筋腫ができる部位によって3つに分類され、それぞれ悪化した場合の症状が異なります。

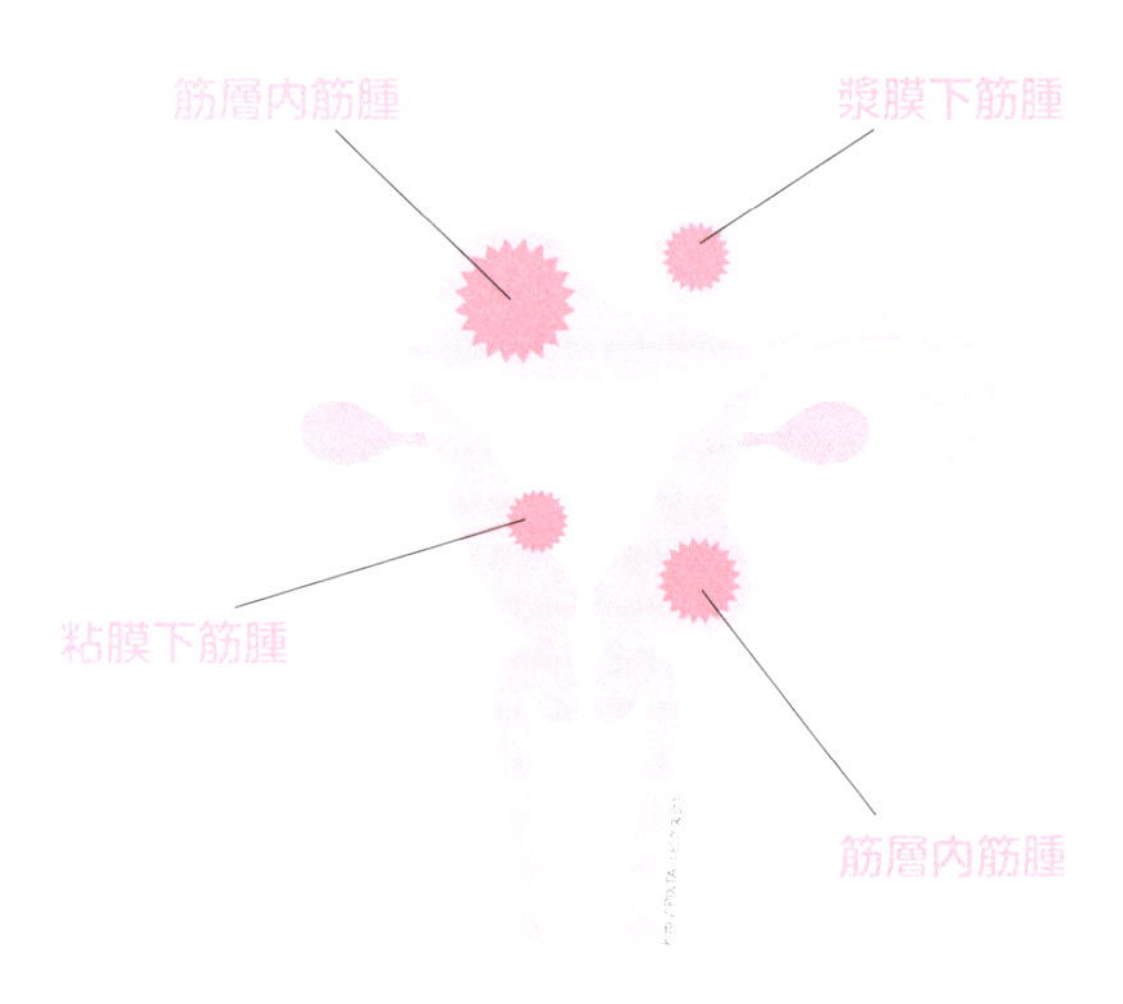

●子宮の外側にできるもの（漿膜下筋腫）

この場合は相当な大きさにならない限り、特に自覚症状がないケースがほとんどです。子宮の後ろ側にできると大腸を圧迫し、便秘の原因となります。一方前部にできると膀胱を圧迫して、頻尿、残尿感などの症状が出ます。

●子宮の内側にできるもの（粘膜下筋腫）

小さな筋腫でも月経量が多くなり、それからくる貧血、月経痛、不整出血などの症状が現れます。また妊娠しにくくなります。

●子宮の筋肉の中にできるもの（筋層内筋腫）

小さいうちは症状がありませんが、数が増えたり大きくなったりすると、やはり月経量が多くなり、貧血や月経痛を伴います。

このうち、子宮の外側にできる筋腫は、かなり大きくなっても自覚症状がありません。しかし放置しているうちに筋腫の中心部で血流障害を起こし、筋腫すなわち子宮の一部が壊(え)死(し)することがあります。臓器が壊死すると痛みを伴うだけでなく、壊死した部分が感染を起こし、発熱したりさまざまな毒素を出したりするため、緊急開腹手術となることもあります。筋腫が8センチを超えた場合は、手術を検討すべきでしょう。

また、閉経によって筋腫の肥大(ひだい)が止まったとしても、筋腫が大きな状態で残ることはよくありません。閉経後はただでさえ子宮の血流が悪くなることから、やはり子宮が壊死する可能性があります。

また、貧血、生理が重たい、便秘、頻尿といった自覚症状があっても、この種の症状は本人があまり気にしない場合もあり、やはり発見が遅れがちなのが厄介なところです。

特に貧血については軽視しないでほしいもの。これは、要するに〝酸欠状態〟です。常に貧血だと慣れてしまい自覚症状を感じないことが多いのですが、みんなが平地にいるのに、自分だけ富士山の頂上やアルプスにいるようなものです。知らないうちに血液を体に送るポンプ＝心臓にも負担をかけています。

血液検査の項目で言うと、ヘモグロビンは11・5g／dℓはほしいところです。診察を受けると多くの場合、鉄剤を処方されると思いますが、一度治っても、すっぱりと服用をやめてしまうと必ず元の木阿弥（もくあみ）となります。閉経するまでは、月経のたびに貧血状態になっているのです。ホームドクターと相談して2日に1回、あるいは月経が始まった日から10日間飲むなど、工夫をして貧血を止めましょう。

貧血を克服すると、みなさん一様に「こんなにラクになるとは思わなかった」と言います。階段を上がると息が切れるのは歳のせいではなく、貧血のせいだったというわけです。できれば、しっかり治したいものです。

エコー検査でわかります。血液検査のヘモグロビン量も要注意！

自覚症状がなかなか現れない子宮筋腫ですが、発覚する場合は次の2つのパターンが多くなっています。

① 婦人科検診のエコー検査（経腟超音波検査）で見つかる
② 健康診断の血液検査で、貧血（ヘモグロビン量の少なさ）から子宮筋腫との関係が疑われ見つかる

妊娠すると、必ず子宮のエコー検査を受けることになりますので、筋腫があれば指摘され、注意を促されます。ところがその後、子育ての忙しさに紛(まぎ)れ、婦人科検診を受けていない方も多くいらっしゃいます。この検査は子宮がん・卵巣がんの早期発見にも有効ですので、できれば40代からは毎年受けたいものです。

②の血液検査でのヘモグロビン量は、10・5g／dℓ以下であれば子宮筋腫が疑われ、自覚症状の有無にかかわらず、婦人科に相談することをおすすめします。

子宮筋腫とどうつきあうか　～経過観察と手術

もしも自分の子宮に筋腫があるとわかったら、それとどうつきあっていけばいいのでしょうか？

経過観察

まず、年に一度はエコー検査による子宮がん検診を受け、筋腫の数と大きさをチェックしましょう。数が多くても、それほど筋腫が大きくならなければ、そのまま放置し閉経を待てばよいと思います。

手術が必要な場合

次に筋腫が大きい場合や、貧血があまりにひどく、手術が必要となった場合。手術には筋腫のみをとる場合と、子宮を全摘出する2つのパターンがあります。

筋腫のみをとる場合

筋腫のみをとる場合は、粘膜下筋腫（子宮の内側にできるもの）であれば、膣からの内視鏡で切除できる場合もあります。

その他の筋腫でもそれほど大きくなければ、腹腔鏡(ふっくうきょう)手術によって開腹せずに手術することができます。しかし子宮が残る以上、再発の可能性はあります。

筋腫の数が多かったり大きくても、開腹すれば技術的にはとれます。しかしその場合、切除後に子宮の壁が薄くなってしまい、破裂の危険が出てきます。まだ妊娠を望んでいる場合など、ケースバイケースではありますが、筋腫のみをとるのは技術的になかなか難しい面があります。

子宮を全摘出する場合

一方、子宮を全摘出する場合には、卵巣のことを考えてほしいです。閉経前であれば、通常、卵巣を残すことになると思います。卵巣を残せば女性ホルモンは以前どおり分泌されるわけで、ホルモンバランスを急に崩すこともありません。

その後に卵巣がんができる可能性はありますが、最近では手術時に卵管を縛ることで、かなり予防できることもわかってきました。

もちろん、せっかく体に負担のかかる開腹手術をするのであれば、卵巣がん予防のために卵巣も摘出する、という判断もあります。近親者に卵巣がん患者がいたりするとなおさらです。ここは悩ましいところでもあるでしょう。

もし50代であれば、閉経が間近いわけですから、卵巣が機能するのもあとわずか。卵巣を残すかどうかは、よく考えて手術を受けましょう。

4 年齢にふさわしい肌対応をしていますか？ 肝斑（かんぱん）なら薬で改善できます

肌は加速度的に乾きやすくなっています 本格的な小じわ対策を

肌の変化は30代からすでに始まっていて、特に40代からは肌の細胞のつなぎ役とも言える「セラミド」が減少していきます。このことで肌はどんどん乾きやすくなり、過敏症状も現れやすくなります。

近頃、こんな肌の変化を感じてはいませんか？

・脂性（あぶらしょう）だと思っていたのに、目の下や口の周りがカサカサする
・スキンケアを変えていないのに肌の調子が悪い
・肌がすぐ赤くなったり痒（かゆ）くなったりする

あなたの肌は、刻一刻と乾きやすくなっています。そして乾きやすくなると、どうなるか？

そう、小ジワができやすくなります！

主な小ジワ対策としては、まず保湿。化粧品のタイプを見直すのもいいでしょう。ただし、過剰にクリームやオイルを足してもトラブルのもとです。まずは足すより引くつもりで基礎化粧品を選びましょう。

夜はしっかりメイクを落とし、化粧水の上にセラミドを足したり、美容成分が入ったものをつけたりし、その上から乳液でフタをするというせいぜい3ステップで十分です。

そしてメイクオフ、洗顔、タオルで水分をふきとる際も、**その過程でいかに肌をこすらないか**です。

タオルの材質にもこだわりましょう。一説によれば、タオルの寿命は洗たく30回ほどだとか。ここは贅沢をするべきポイントかもしれませんね。もちろん万全の紫外線対策もお忘れなく。

更年期には肝斑にも注意したい

40代ともなるとシミができやすくなっているのですが、なかでも肝斑というシミをご存知でしょうか？　頬骨のあたりに左右対称に出るのが特徴です。

インターネットで画像検索すると症例写真が出てきますので、ご覧になれば「ああ、あれね」となるかもしれません。こちらは、通常のシミとは違う対処が必要になります。

肝斑が発症するのは主に40代女性。50代後半以上では薄くなっていきます。

これも女性ホルモンが関連していると言われ、そのせいか、若くても出産直後の妊婦さんにもときおり見られます。単なる肌荒れとは違い、これも〝体のあばれ〟の結果のようです。

肝斑はトランサミンという薬を半年以上服用することで改善されますので、「肝斑かも？」と思ったら、ホームドクターに相談してみてください。

レーザー治療を希望する場合にも、普通のシミとは違う種類を使います。美容専門のクリニックで料金や効果の説明を受け、納得してから治療を受けてください。

40代までの肌への対策が、美肌の50代・60代につながります。がんばりましょう。

●40代からのお肌のトラブルは、肝斑だけではありません！

老人性色素斑

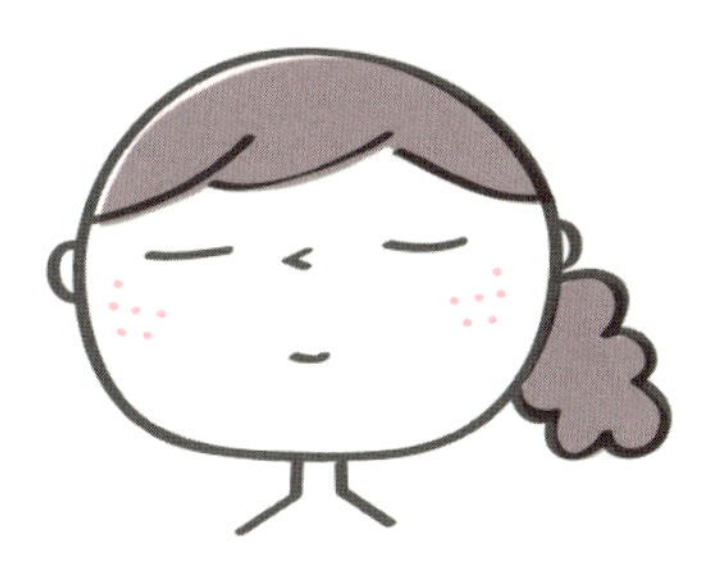

顔や手の甲、前腕などにできる褐色のシミ。日光に含まれる紫外線の刺激によって、メラニンが増加・沈着することが原因。

肝斑

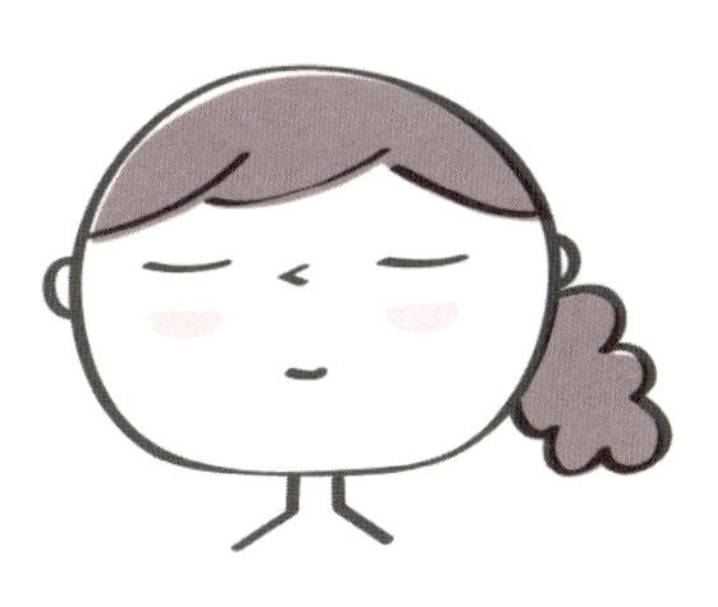

ほほ骨や目尻の下あたりに、左右対称にできるシミ。女性ホルモンの乱れが原因と言われ、30～40歳代に発症します。

ソバカス（雀卵斑）

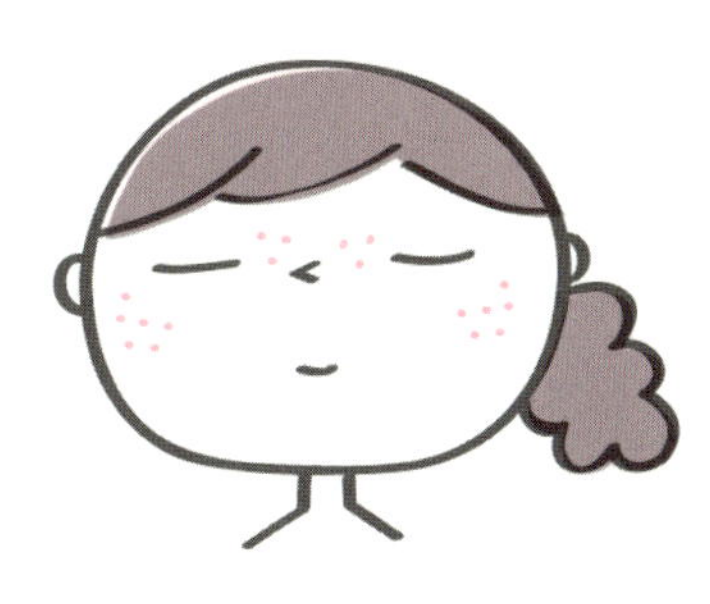

淡褐色の点状のシミで、頬や鼻周辺、まぶたや額にできる。思春期にできることが多いが中年以降にもできることがある。

炎症性色素沈着

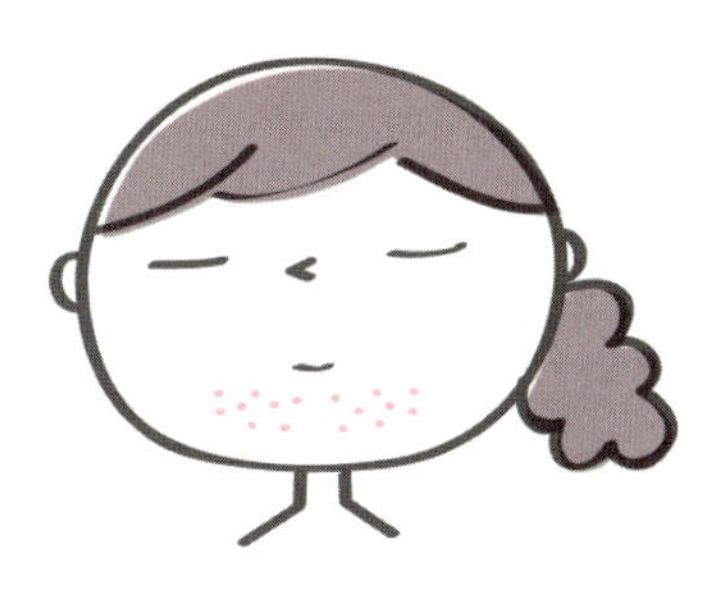

ニキビや傷、虫刺され、かぶれなどによって炎症が起き、色素沈着してできるシミ。自然に消えることが多い。

5

40代のうちに気の合うホームドクターを見つけよう

ホームドクターと専門医を上手に使い分ける時代です

みなさんにはホームドクター（かかりつけ医）がいますか？

実は私も、産業医として働く一方、ホームドクターとしてお役に立つべく都内でクリニックを開業しています。

ホームドクターというのは、とても便利な存在です。いまはとりたてて症状がなくても、40代からは体があばれがちになります。早いうちにあなたと相性の合うホームドクターを見つけ、今後の体調管理やがん検診などの相談相手になってもらうとよいでしょう。

たとえば背中に痛みを感じたとします。あなたは、どの医者に診(み)てもらいますか？

もちろん、その原因はあなたにはわかりません。大変な病気かもと心配し、大きい病院の内科や整形外科を訪れるでしょうか？

心配事をひとつずつ減らすためには、いくつもの科を受診しなければなりません。

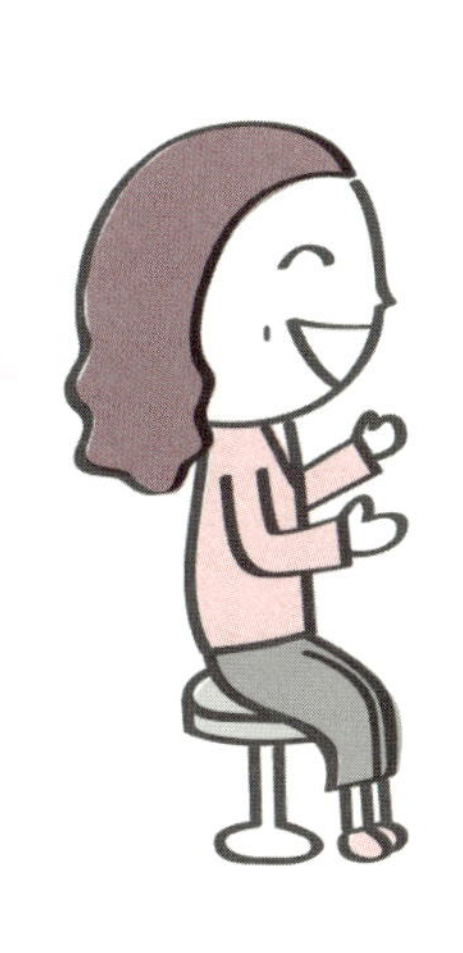

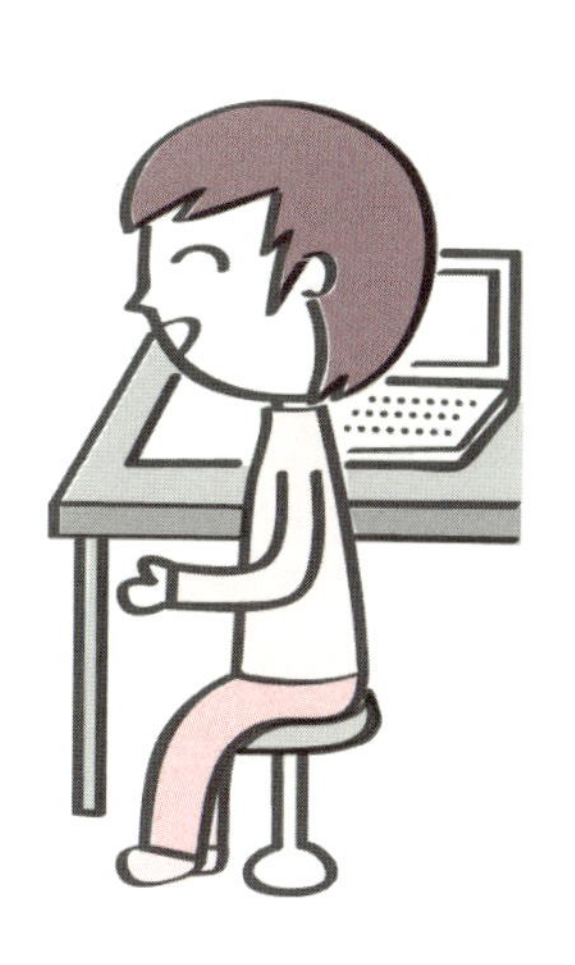

そんなときは、まず自分のホームドクターを訪ねるのが一番の早道です。自分の専門や、看板に掲げている診療科目を超えて、あなたの話に耳を傾け、診断から治療方法まで一緒に考えてくれる存在。それがホームドクターです。

長くつきあうことで、現在の体の症状だけではなく、あなたがいままでにかかった病気や、受けてきた検査、生活や労働環境などを加味して相談に乗ってくれるはずです。

自分のクリニックで対応できない場合は行くべき専門医をアドバイスしてくれ、高度な検査や治療が必要とされるなら、大学病院の専門医を紹介してくれるでしょう。

こうしたステップを踏めば、症状がなかなか改善されずに、あっちこっちの病院を放浪することはだいぶ減るはずです。

医師には大きく分けると2つあって、ひとつは街中の開業医。もうひとつは大学病院などにいる専門医です。もちろんホームドクターは前者ですね。両者は役割が異なる存在です。ホームドクターは医学の基礎知識をもとに患者をトータルに診察し、専門医はホームドクターが患者をスクリーニングした上で専門性を発揮し、難しい治療・手術や先進医療を手がける。これが理想とされています。

専門医は診療・研究・教育・病院管理と多忙な生活を送っています。みんながいきなり大学病院に行くのは現実的ではありません。これからは、この2種類の医師を上手に使い分ける時代です。

ホームドクターをあなたの健康アドバイザーに

ホームドクターは1人の患者を長く診続けることで、その人の体質、性格、病歴などをインプットしていきます。また職業や家族構成、生活パターンなどのバックグラウンドも把握することで、より細やかな診察が可能になります。

ささいな話で言えば、たとえば患者が小さな子どもだとします。保育園に通園していれば1日3回薬を服用するのは難しいでしょう。しかし、保育園に通っていることを医師が知っていれば、あらかじめ1日2回の服用で済む投薬が指示できます。

ホームドクターの活用法には、こんなものもあります。

職場や自治体で健康診査を受けて、いくつか要注意項目が出たとします。もちろん検査を担当した医師がそれなりにアドバイスするでしょうが、気になったら検査結果を持ってホームドクターのところに行ってみましょう。

あなたの体質や生活習慣を踏まえて、より突っ込んだ改善策を考えてくれるはずです。実際、私のクリニックにもそんな方がいらっしゃいます。私と相談しながら、数値の改善を目指していくわけです。ホームドクターとは、あなたの健康アドバイザーでもあるのです。

何よりも、いつでも気軽に相談できる医師がいることは、健康を保つ上でたいへん心強いものです。「体のあばれ」をなだめてくれる、強い味方となるはずです。

そして医師の側も、信頼関係で結ばれていると感じる患者さんには、自分の知識や技術をより発揮しやすくなるのは、お察しいただけることでしょう。

鍵となるのは「トータルな視点」であなたを診ているか

では、自分にぴったりのホームドクターは、どうやって見つけたらいいでしょうか？

人間関係ですので、性格的に合う合わないというのが大切です。

さらに、あなたをトータルな視点で診ているかどうかです。「トータル」というのは、自分の専門領域内だけで考えるのではなく、専門外も含めて広く症状の改善策を考えること。さらには、あなたの現在の症状に留まらず、その先にあるあなたの健康そのものに視点を向けているかです。

極端に言えば、あなたの幸せを考えてアドバイスしてくれるか。

ですから、私はホームドクターは必ずしも内科医である必要はないと思っています。実際、整形外科ではご高齢の患者が多いせいか、内科も含めてトータルなホームドクターをされている医師がいらっしゃいます。個人的にはとてもいいことだと思いますし、それが街中（まちなか）の整形外科医のあるべき姿ではないでしょうか。

気をつけたいのは、ろくに患者の話も聞かず「とりあえず、この薬を飲んでみてください」と、すぐに結論を出したがる医師。こういうタイプには？マークがつきますね。要はうまくコミュニケーションがとれるかどうかだと思います。

逆に話をしやすい医師と感じたら、あなたのほうから積極的に健康全般について相談してみてください。そこで親身に話を聞いてくれるなら、ホームドクターの可能性ありです。

長く通うようになれば、それだけあなたについての理解が深まり、より的確なアドバイスをしてくれることでしょう。よいホームドクターが見つかるといいですね。

医師とはフツー感覚でコミュニケーションを

医師とのコミュニケーションの話が出ましたので、この問題で私が以前から気になっている点を申し上げたいと思います。

この本を読んでいる方は40代以上の方が多いことでしょう。それぞれ社会経験があり、職場やさまざまなコミュニティでは、ある程度きちんと自己主張ができることと思います。

ところが診察室に入って医師と対峙(たいじ)するなり、「先生と生徒」のような感覚になってしまう方がいます。

どこか遠慮して、言いたいことが言えない。疑問を感じたことがあっても口にできない。自分がまったく知らない領域だからか、つい何でもお任せ状態になってしまう。これでは最良の医療は望めません。大人同士なんですから、相手をリスペクトしつつも、普段どおりのフツー感覚のコミュニケーションをしたいものです。

自分の体の問題なのです。きちんと言いたいことを言い、疑問点は明らかにして納得できなければ、本当の意味で医師との信頼関係は望めません。

たとえば手術をきっかけに〝医療難民〟となってしまった人たちがいます。何らかの手術をしたのですが、その結果に満足できない。それでほかの病院に行き、何とかしてくれないかと頼んで回る、主治医不在の状態になるのです。

しかし手術を受けたあとに相談しても、どうにもなりません。ほかの病院で再手術することは困難です。疑問を解決し、自分が納得するには「治療前」しかないのです。

ですから手術の際の医師からの事前説明は、きちんとメモをとりましょう。自分が聞きたいことがあったら、忘れないようにそれもメモにして説明に臨（のぞ）みましょう。

大きな手術の前には、セカンドオピニオン（自費診療となります）を必ずとっておくこともおすすめします。

もし事前の説明で誠意を感じられなかったり、セカンドオピニオンに必要な資料の提供を渋る素振りがあったりしたら、私ならその医師の手術は受けたくありません。自分の診断や判断に自信がない証拠だと思います。そもそも、そんなことでカチンとくるような度量の狭さでは、手術本番が思いやられます。手術とは、ときに思いもかけない事態も起こるものです。

自分の診断に自信がある医師ほど、「どうぞ、セカンドオピニオンを」という姿勢です。そうやって、とことん納得してから手術を受けてほしいのです。医師のほうも、自分を信頼していない患者の手術はできないと言います。

キャンセルも出戻りも気にしなくていいんです！

さて、もしあなたが医師の対応に疑問を感じ、別の医師に替えようかと考えたとします。それまでのつながりもあることでしょう。紹介者があったとしたら、義理も感じるかもしれません。

しかし気にしないでください。実は医師は、そんなことは全然、気にしていません。信頼されないまま治療を続けるくらいなら、どうぞ他所(よそ)でという感じです。

それでいったんは他所に行ったものの、やっぱり前の先生がいいとなったら……遠慮なく、また戻っていいと思いますよ。むしろ医師は喜んでいます。出戻りウェルカム。

実は私のクリニックでもときどきいらっしゃいます。しばらくこないなあと思っていたら、「ちょっと義理があってねえ」と言い訳をしつつ、再びくるようになる患者さん。全然こっちは気にしていません！

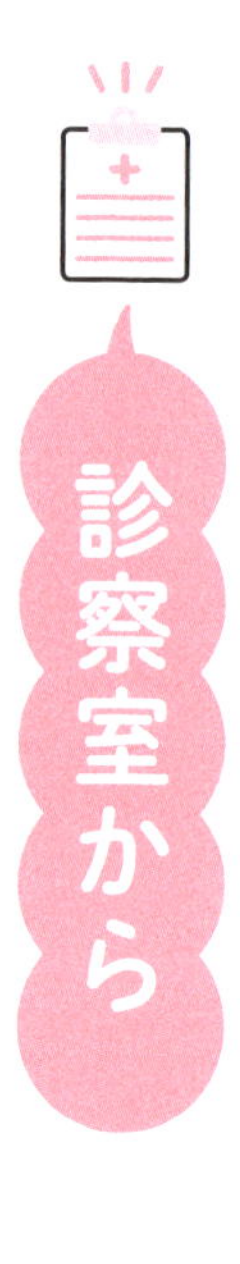

更年期は人それぞれ手探りで解決策を見つけるしかありません

Aさんは仕事と子育て（中学生と小学生）に追われていた40代のシングル女性。

2年ほど前から頭痛、体のだるさを抱えていました。かぜもひきやすくなり、気管支炎になることもあったそうです。

そこに更年期特有の〝のぼせ〟や異常発汗が加わったのでした。また精神的にも落ち込むことが多く、私のクリニックに相談にこられました。

典型的な更年期症状のため、まず血液検査で女性ホルモンの量を調べたところ、完全な低下値というわけではありませんでした。しかし低下を待っていたら具合は悪くなるばかりです。治療についていくつかの選択肢を提示したところ、まずは漢方薬を服用することに。

どうも漢方薬はナチュラルなイメージがあるのか、「まず漢方で」とおっしゃる方が結構いるのですが、更年期対策のページでも書いたように、副作用があることは西洋薬と変わりはありませんのでご留意ください。しかし、いきなり「ホルモン治療」というのは、これはこれで抵抗があるのもわかります。

2種類の漢方薬を試してみましたが、症状はそれほど改善されません。そこでHRT（ホルモン治療）を始めたところ、これが劇的に効いたのです。1月後にはそれまで見たこともないような、素敵な笑顔を取り戻していました。ひとまず3年をめどに様子を見ようということで、ホルモン治療は現在も継続中です。

さて、Aさんに関してはホルモン治療が効いたわけですが、逆に症状がさほど和らぐことなく、不正出血が起こって不快だったという方も多くいらっしゃいます。

どれが効くかは試してみないとわからない部分もあり、更年期症状はやはり、手探りで解決策を見つけるしかないようです。

50

がんの予防に本腰を入れるときがきました。各臓器も見直しが必要です

50代

細胞の老化と慢性炎症によりさまざまな病気が忍び寄る⁉

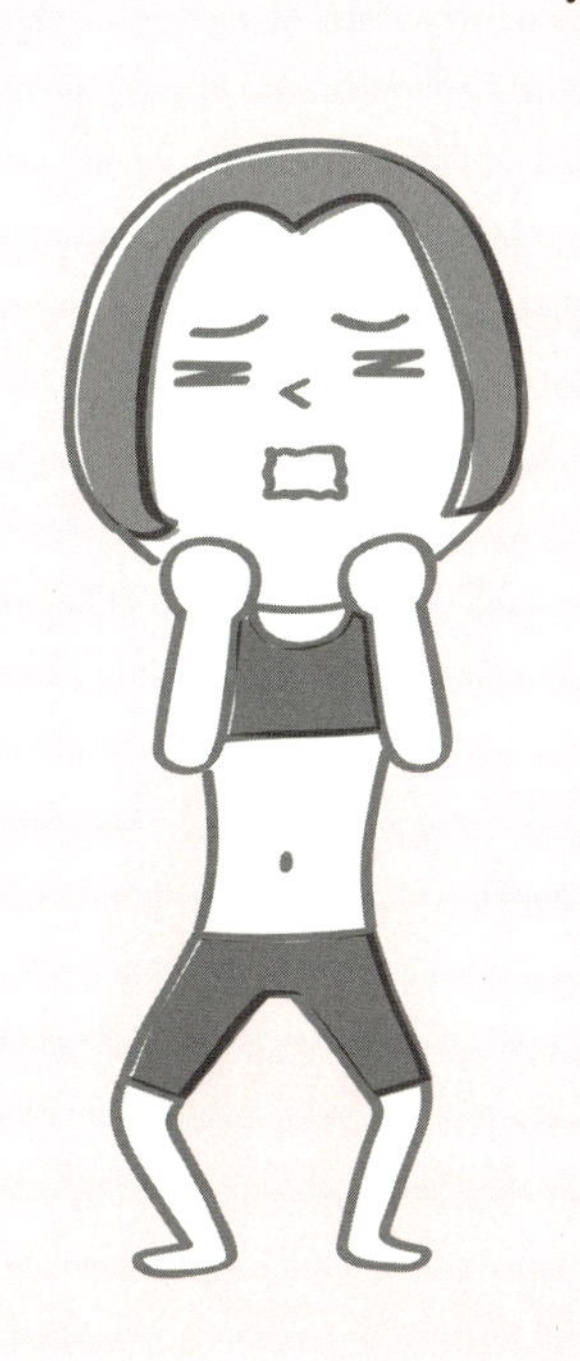

50

50代女性のカラダには何が起きているの？

大きな病気をする友だちも増えてきた…
老いによる衰えを感じる…
まだやりたことがあるんだから気をつけないと！

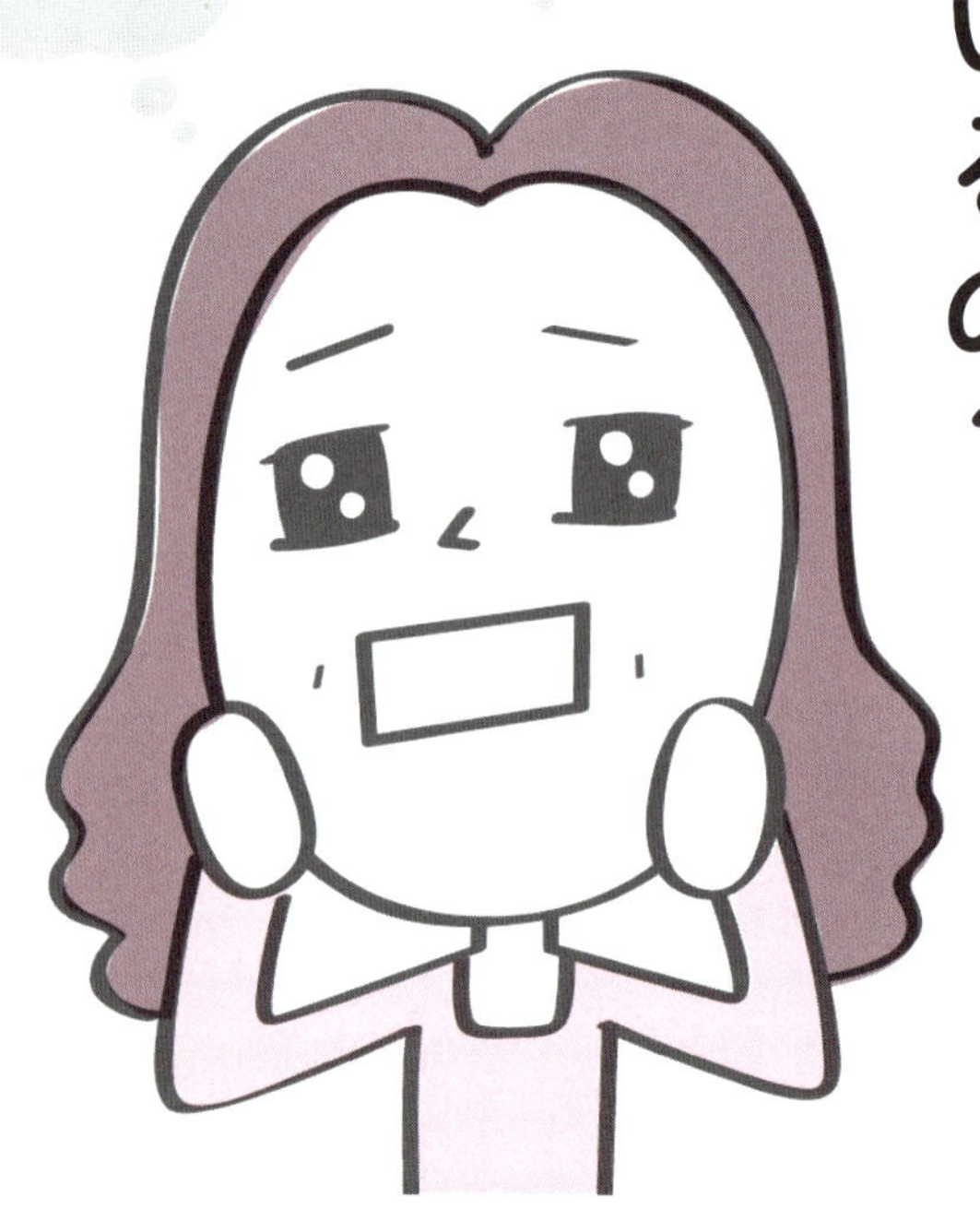

遺伝子の傷が増え がん細胞もあばれだす⁉

50代になると、「がん」を発症する方が目に見えて増えてきます。
周囲を見回してみてください。「そういえば、あの人も50代で……」と、思い当たる方がいるのではありませんか？

では、がん細胞とは一体なんでしょうか？
もともとは自分の細胞なのに、正常な細胞と何が違うのでしょうか？
なぜ、この年代から増えてくるのでしょう？
がんの予防を考える前に、その発生メカニズムを簡単に説明しましょう。

遺伝子の中には、細胞を増殖させるアクセルの役割をするものと、逆に細胞の増殖を止めるブレーキの役割を担っているものがあると言われています。両者は必要に応じてアクセルを踏んだりブレーキを踏むことによって、細胞を正常な状態に保っています。たとえば、怪我(けが)をすると増殖アクセルが踏まれて傷口を塞(ふさ)ぎ、傷が治ればブレーキをかけて増殖を止めるわけです。

ところがアクセル遺伝子やブレーキ遺伝子に傷がつくことにより、アクセルが踏みっぱなしになったり、ブレーキがかからない事態が起こります。

すると、細胞は体の命令を無視して、どんどん増え続けてしまいます。

このようにコントロールを失い、必要もないのに増殖していく細胞は、周囲の組織を破壊していくことになります。これが「がん細胞」です。

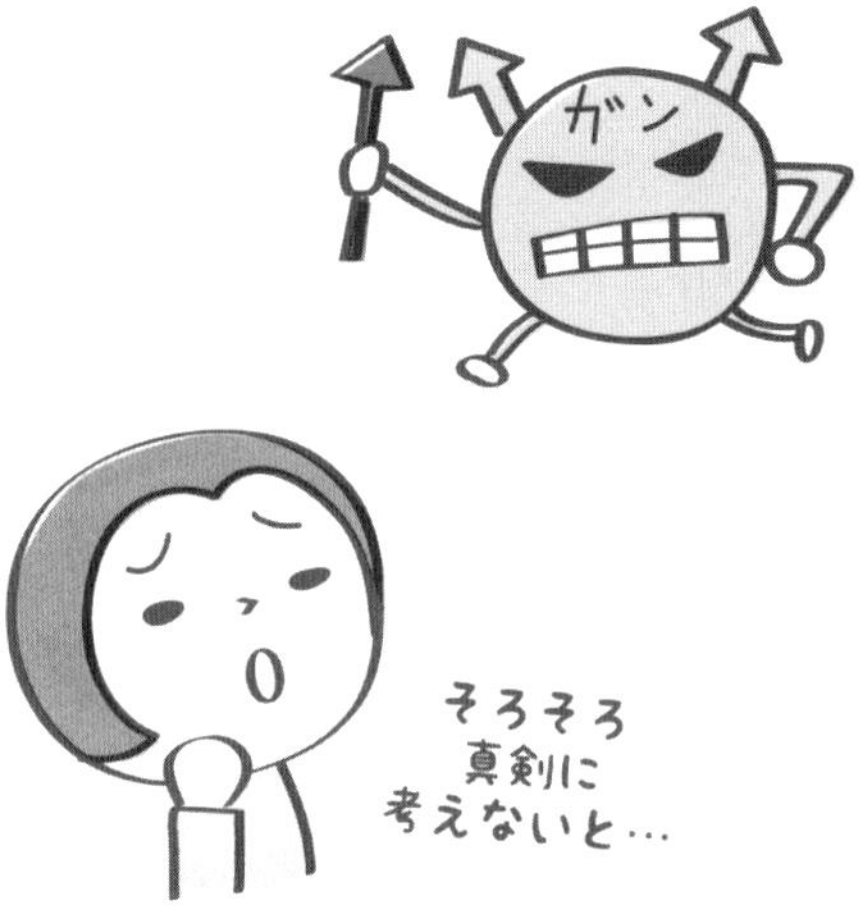

がんの発症には、ほかにも免疫などさまざまな要因が絡み合っていますが、「遺伝子の傷」が大きく影響していると言われています。

遺伝子に傷がつく原因としては、化学物質、紫外線や放射線、生活習慣（喫煙や飲酒、食生活）などの外的ストレスや、遺伝が挙げられます。

さて、遺伝子が数カ所傷つくことで、がん細胞ができやすくなるのですが、数カ所傷つくまでには時間がかかります。50代というのは、長年の体へのストレスにより、その傷が重なってくる頃なんですね。つまり〝がん細胞があばれやすくなっている〟のです。

がんというと、これまではどこか他人事（ひとごと）のように感じていたかもしれませんが、そろそろ本格的に対策を立てるべき時期がきています。

あとでしっかり対策についてお話しさせていただきますが、まずは「がん」を身近なものとして捉え直してください。その気構えの違いが、運命を左右すると言っても過言ではありません。

50代の健康キーワードは、「がん対策」です。

女性ホルモン低下の影響が不定愁訴以外にも現れ始めます

女性ホルモン量の急激な変化が自律神経を狂わせる、と40代のページで説明しましたが、50代では一般に、閉経によって女性ホルモンの量が低めで安定します。
ただし、今度は別の問題が起こってきます。「あばれる体」もひと段落……と簡単にはいきません。

実は女性ホルモンは、さまざまな面で女性の体を守ってくれていたのです。
コレステロールを制御したり、血管をしなやかに保ったり……これらの働きが閉経後にはあまり利かなくなりますから、血圧を定期的にチェックし、コントロールする必要が出てきます。

血管だけでなく肝臓も影響を受けており、肝機能も低下します。お酒を飲まない人でも血液検査でγ（ガンマ）-GTPの値が悪くなったり、お酒が強かった人もこの時期から弱くなったことを実感したりするようです。これも、血液検査の数値に要注意です。

また、骨折が多くなるのもこの時期から。

ホルモンの変化の影響を受けて、骨密度が低下しやすくなるほか、骨自体の質の劣化も始まっているからです。

外と内の〝筋肉の緩み〟も静かに進行中

筋肉量の低下、緩みも静かに進んでいます。なかでも見過ごされがちなのが内臓の筋肉。こちらも徐々に緩み始めています。たとえば胃の括約筋（かつやくきん）や腸の筋肉の緩みから、げっぷ、お腹の張り、おならなどが増えてくるのがこの50代。腸の動きが悪くなることから、便秘や下痢も増えてきます。

もちろん体の外側の筋肉も、何もしなければどんどん減っていきます。筋肉量の低下は肩こりや腰痛の原因にもなりますので、60代に向けて、この時期までには運動の習慣をしっかりつけておきたいものです。

加齢ときちんと向き合うときがきた、と心得るべきでしょう。

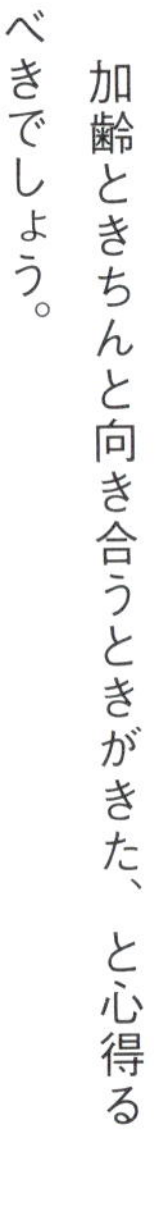

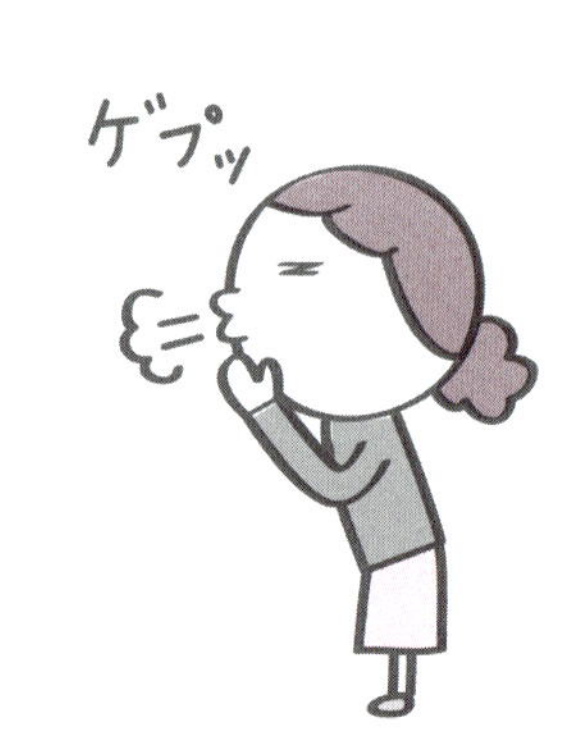

眼、鼻、耳のトラブルも増加 特に緑内障(りょくないしょう)には注意してください

この頃から、目、鼻、耳などの感覚器のトラブルも多くなってきます。

しかしこれらは、徐々に症状が進行するためすぐには気づきづらいもの。

加えて多少の見えづらさ、聞きづらさなどは、人間の優れた補正能力で〝なかったこと〟にしてしまうため、さらに気づきにくいものとなっています。過去の記憶や周辺の状況から、「こう見えているはず」「こう聞こえたはず」「こんな匂いがしているはず」と、脳内で勝手に情報が補完されてしまうんですね。

このため、わかったときには相当病状が進行している場合があります。大丈夫と思っていても、やはり年に一度、定期的な検査が必要でしょう。

特に目には要注意。50代くらいからは白内障(はくないしょう)や緑内障が目立って増えてきます。

ただし白内障の場合は治療の技術が進み、いまでは簡単な手術で症状が改善されます。

厄介なのは緑内障です。

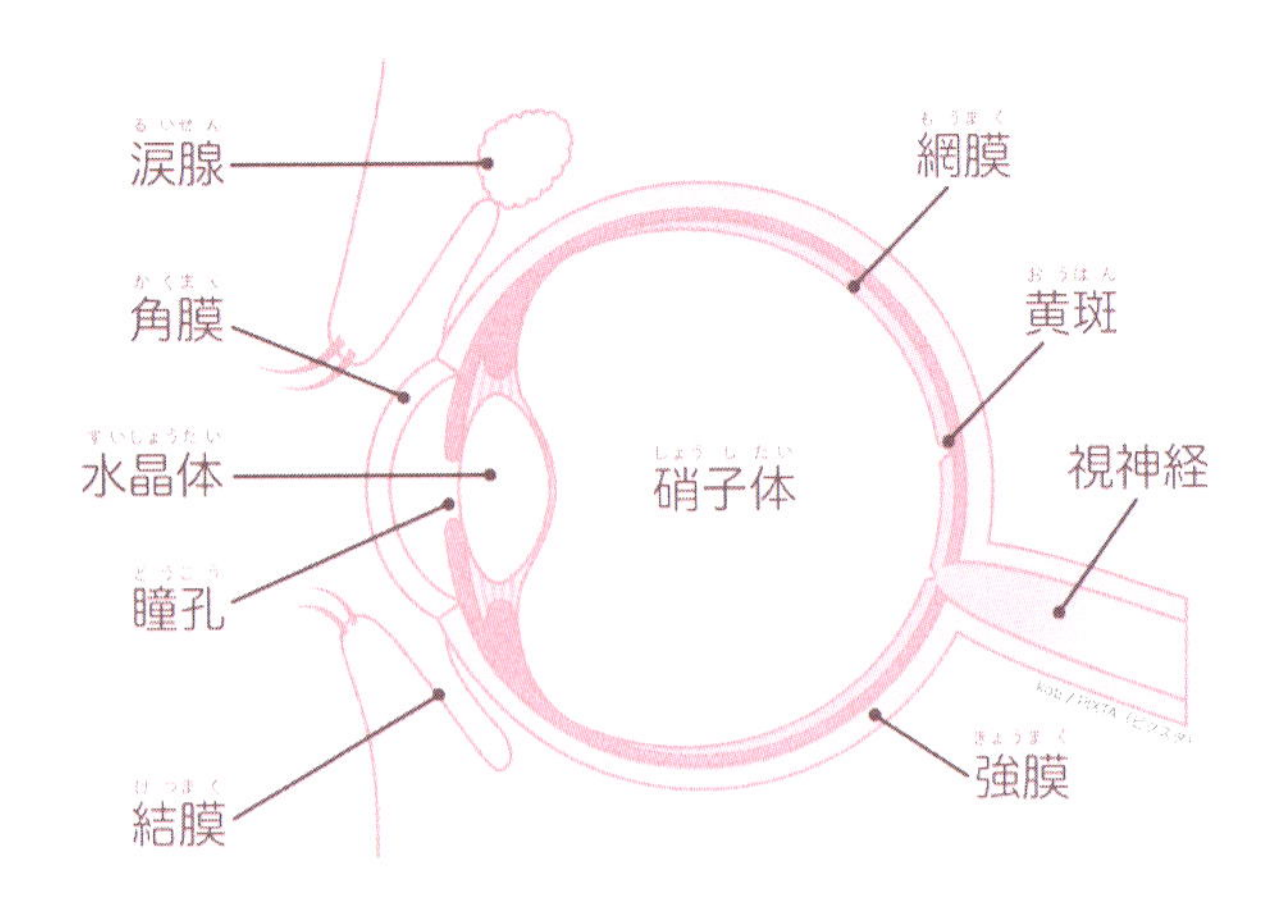

白内障はレンズの役割をしている水晶体が濁ってしまい、目が見えにくくなる病気。40代から見られ、80代では程度の差はあるものの、ほとんどの人が発症します。緑内障は硝子体内の圧力（眼圧）の上昇や体質などにより視神経に異常が起こり、視野が欠けたり狭くなります。

視神経に障害が起こり、視野が狭くなる病気ですが、悪化すると失明する場合もあります。

早期に発見し、投薬で進行を遅らせることは期待できますが、劇的によくなるような治療法はまだないのが現状です。

緑内障は徐々に進行していくので、脳で視野情報が補正され、かなり進行するまで自覚症状がありません。

50代ともなれば、年に一度は眼圧検査、眼底検査、視野検査などでチェックしたい病気と言えます。

唾液の分泌量低下が歯周病を招く

さらに、加齢の影響は口腔内にも及んできます。
唾液（だえき）の分泌量が低下することで、口腔内を清潔に保ちにくくなってきます。
虫歯が減ってくるのと裏腹に、別名「歯槽膿漏（しそうのうろう）」とも言われる歯周病が増えてくるのがこの年代です。

そして歯が健康であることは、きちんと口から栄養が摂（と）れるということでもあります。単に口腔内の問題ではなく、60代、70代以降の健康を左右するポイントと言っても過言ではないでしょう。

毎食後や就寝前後の歯磨き、フロス磨きを徹底してください。昼間、時間のないときは、丹念な口ゆすぎだけでも実行すると違います。

後述しますが、最近では歯周病は心臓や脳などの全身のトラブル源となっていることもわかってきました。決して甘く見てはいけません。

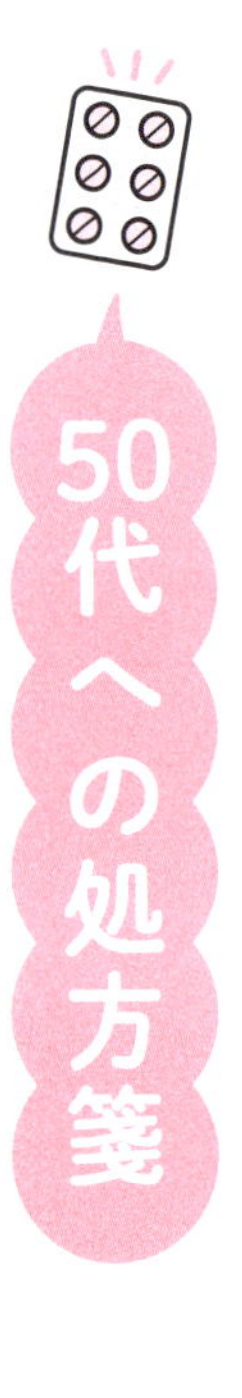

1 がんが急激に増えるのがこの年代 がん検診の受診を検討しましょう

「対策型」でよしとするか、「任意型」も取り入れるか

前のページでも述べたとおり、50代になるとがんを発症する人が目に見えて増えてきます。ぜひとも予防に励みたいところですが、どんなに理想的な生活習慣を送っていても、すべてのがんを防げるわけではありません。

そこで、がん検診による早期の発見が大切になってきます。がんを早く見つけることで、体に負担の少ない治療で済むからです。

そのがん検診には、大きく分けると2つのタイプがあります。

対策型検診

まず市区町村で受けることができるがん検診は「対策型検診」と言います。検診による死亡率の減少効果が、科学的にはっきりと証明されている検診です。

費用もわずかなものなので、受けたことがない方はぜひ受けてください。

任意型検診

一方、私が個人的におすすめするのは、人間ドックなどで行われている「任意型検診」です。費用は自己負担になります。

ただし任意型検診には、死亡率減少効果がはっきりとは証明されていないものも含まれています（検診の効果を証明するというのは実に大変な作業で、結論が出るまでに数年から10年以上の時間と、莫大な費用を要します）。また仮にがんと診断されても、その中には進行しないがんもあります。

要するに任意型検診では、本来心配すべきではない病変まで、見つける場合があるということです。

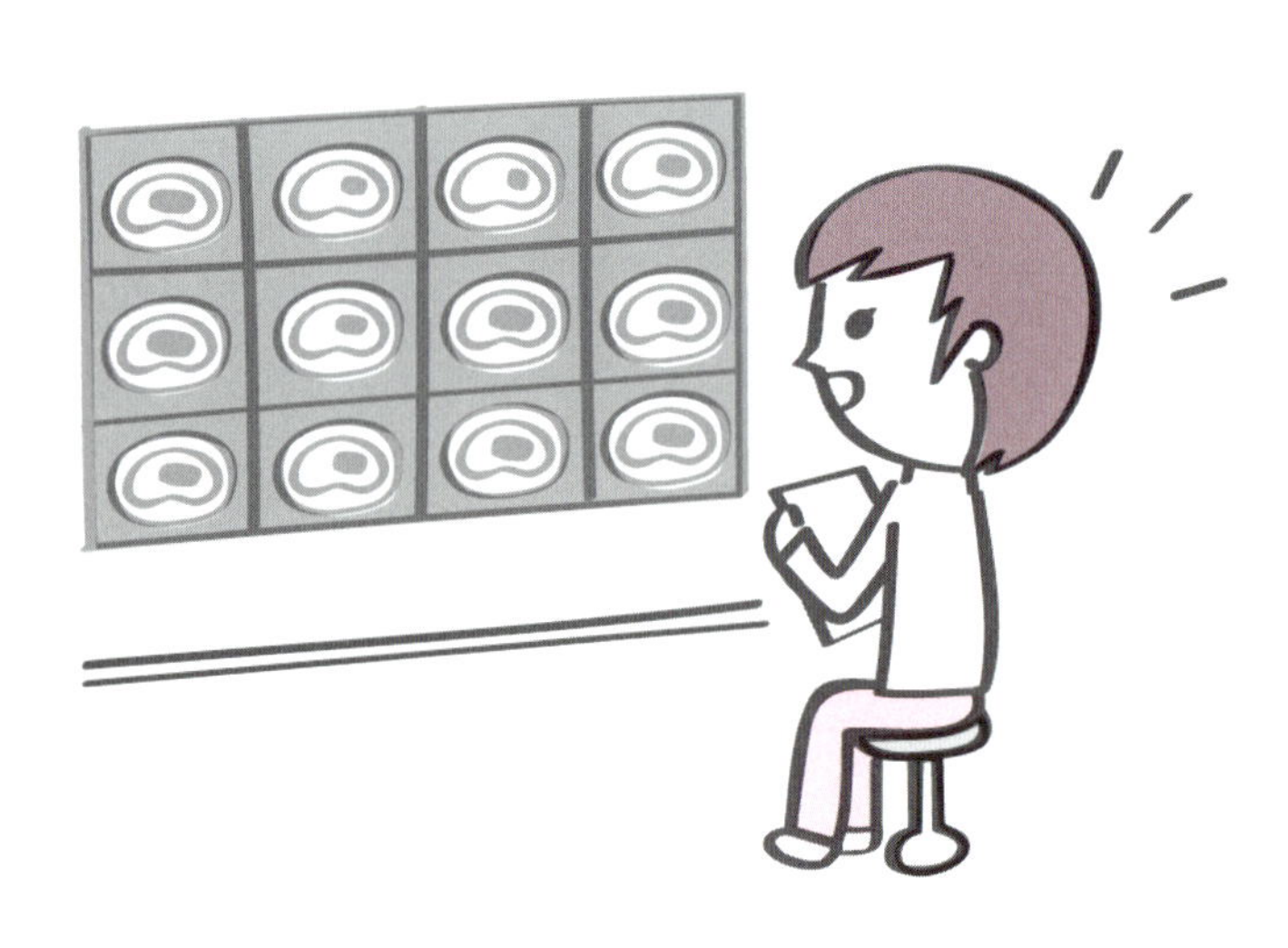

それでも私が任意型検診をおすすめする理由は、日々の診療の中にあります。

私は自分のクリニックでの診療以外に、大学病院の健診センターで、毎週約30人の方の人間ドック診察・診断を15年以上続けています。

そこで、任意型検診によってがんが早期発見されてよかった、助かったと思う事例に、何度も立ち会っているからです。

そうした患者さんたちが危険ながんを早期発見し、元気に社会生活に復帰していく過程を間近で見てしまうと、つい声をかけたくなってしまうんです。

「まだ効果は証明されていないけれど、自分のために受けませんか」と。

私のがん対策

任意型検査も結構受けています

効果がはっきりと証明されていない以上、医師として一律に「任意型検診」を受けるべき、と言うことはできません。そこでここでは、私自身が必要性を感じ、実際に受けているがん検診についてご紹介してみます。

前提として、女性が一生のあいだにかかる可能性の高いがんの上位5つは、乳房がん、大腸がん、胃がん、肺がん、子宮がんです。そのほかに肝臓がんや膵臓(すいぞう)がん、卵巣のがんなども一般的です。

〈乳房〉マンモグラフィーだけでは安心できない場合も……

乳房は1年に1回、マンモグラフィー（X線）、乳房超音波検査（エコー）、乳腺専門医による触診を受けています。

対策型検診でも、40歳以上の方にはマンモグラフィーと触診は推奨されていますが、超音波検査はいまのところ推奨されていませんので、この部分は自己判断での追加です。

乳腺の密度が高い「高濃度乳房」の方は、マンモグラフィーだけでは異常が見つけにくいと言われており、乳房超音波検査が注目されています。それぞれの検査で見えてくるものに違いがありますので、私は両方を受けるようにしています。

〈大腸〉一度は受けたい内視鏡検査

対策型検診や、任意型の半日人間ドックでも行われている大腸がん検診は、一般には便潜(べんせん)血(けつ)検査によって行われます。

ただ2日間に渡る便潜血検査でも、早期がんの約3～4割は見つからない、とする報告があります。そうして見逃されたがんが進行がんになって、症状が出てくるのを待つよりはと、私はより精度の高い大腸内視鏡検査を定期的に受けるようにしています。

ただし、がん検診としての内視鏡検査は、公式には推奨度が低いことになっていますので、あくまで一個人の選択として読んでください。

そもそも便潜血検査というのは、専用の容器に便を少しつけて提出すると、便の中に血液が混ざっていないかどうかを調べてもらえるもの。通常はこの検査で異常が認められると、内視鏡でも調べてみよう、ということになります。

便潜血検査は死亡率を下げる効果も証明されていて、確かに価値のある検査です。

しかし仮に大腸がんができているとして、そこをちょうど通過した便に微量の血がつき、その血がついたところの便を検査に提出できた場合にのみ、異常判定されるにすぎません。まだ小さいがんであれば、出血しないこともあります。

なるべく小さいうちに、内視鏡で直接チェックして発見・切除したほうが確実です。

私の場合、大腸内視鏡検査は50歳になったら5年に1回は行おうと、かなり前から決めていました。実際に50歳のときに行った最初の検査で、1センチ弱の良性でしたが腫瘍性のポリープが見つかり、切除しています。もちろん症状があったわけではありません。

毎年受ける方もいらっしゃいますが、大腸がんは進行が遅く、ポリープががん細胞化するには5年以上かかることが多いと言われています。心配なら最初に2年続けて受けて、それで腫瘍性ポリープが見つからなければ、次からはあいだを空けて5年に1回でもいいのではないでしょうか。

検査自体は10分程度で終わりますが、腸をきれいにするための前処置や、肛門からカメラを入れることに抵抗がある、という人も結構います。しかし5年に1回なら、まあ我慢もできるかも、と感じるのでは？

〈胃〉ピロリ菌の検査・除菌もおすすめ

私の場合は胃がんの原因とされるピロリ菌がいませんでしたので、2年に1回、胃内視鏡検査を受けています。

胃のピロリ菌を除菌したとしても、胃炎がすでに進んでいた方は、年1回は内視鏡検査を受けたほうがいいでしょう。

もしまだピロリ菌の検査・除菌をしていない方がいれば、これに関してはぜひおすすめしたいと思います。胃がんの原因はピロリ菌だけではないですが、ピロリ菌の感染者が除菌をすると、随分と胃がん発症のリスクが減ることがわかっています。

〈肺〉2年に1回は胸部CT検査を

肺については、年1回の胸部X線検査とともに、2年に1回は胸部CT検査を受けることをおすすめしたいです。

胸部CT（コンピュータ断層撮影）検査とは、X線で撮影した体内の様子をコンピュータで解析し、胸部を断面図にして臓器の様子を見る検査法です。通常、X線検査で肺がんなどの疑いがあると診断された場合に、より詳しく調べるために行われます。

1回の撮影は15～30秒ほどで、検査にかかる時間は全部で10～15分程度。痛みや苦痛などもありません。ただし、X線を使いますので多少の被ばくリスクはあります。

一般的にはCT検査は推奨度が低いとされているのですが、個人的に胸部CT検査で発見された早期肺がんが、通常のX線検査でははっきりわからなかった、という経験を何度かしています。

頻度としては少ないのですが、実際にそんな例がありますので、やはり自分自身は検査を受けることを選択しています。

〈子宮〉内診や細胞診だけではわからないことも

子宮は年に1回、頸(けい)がん細胞診と経腟超音波検査を受けています。

頸がん細胞診では、子宮頸部（＝子宮下部の入り口部分）をブラシでこすり、直接細胞を採取して、これを顕微鏡で観察します。

一方の経腟超音波検査は、卵巣の病気や子宮の中の様子をエコー（超音波）映像により確認するものです。エコーですから被ばくの心配もなく、体への負担も比較的少ない検査です。

対策型検診では、頸がん細胞診を2年に1回受診することをすすめていますが、40歳以上では頸がんだけでなく、その奥の卵巣がんや子宮体がんへの配慮も必要です。そのため、私は経腟超音波検診もあわせて受けることを選択しています。

なお経腟超音波検査だけでは子宮体がん検査として完璧ではありませんが、子宮内膜の厚さや構造に異常があれば、診察医からさらなる体がん検査の必要性を伝えてもらえます。また子宮筋腫を抱えている方は、その大きさや筋腫の数を確認することもできるので、40代以上のオトナ女子なら〝する価値のある検査〟と言えるのではないでしょうか。

〈肝臓・膵臓〉脂肪肝の人は特に注意したい

このほか、肝臓がん対策として、腹部超音波も年1回は受けたいところです。これもエコーですから、痛みも被ばくも心配ない検査です。

肝臓がんと言えば、かつては肝炎ウイルスが関係する場合がほとんどでしたが、いまでは脂肪肝（炎）から生じるケースが増えています。

がんにつながることもあるので、脂肪肝を単なる飲みすぎ・食べすぎのツケと侮ってはいけません。そうと診断されたら、定期的に検診を受けることが大切です。

また、最近では膵臓がんが増えており、相談されることも多くなっていますが、こちらはまだ診断・治療が難しい病気です。

早期発見による治療の成績は改善してきていますので、今後のさらなる進歩を期待したいところ。現状でどの検査の精密度が高いかと言えば、MRCP（膵臓近辺のMRI検査）と腹部CTですから、心配な方はこれらを取り入れるといいでしょう。

検診結果に一喜一憂せず、ホームドクターと相談して対処しよう

対策型検診でよしとするのか、任意型検診を取り入れるのか、医療の受け方に正解はないと思います。

検査による死亡率の低下というエビデンス（証拠）も大切ですが、もっと大事なのは一人ひとりの生き方を踏まえた上で何を選択するかです。

これは医療に限りませんね。親や近親者の体質、病歴などを参考にするのもよいでしょう。

最後に注意しておきたいのは、検診はあくまでスクリーニング検査だということ。

検診を担当している医療者は、疑わしきものがあればすべてを指摘する、という姿勢で検査を行っています。何よりも、病変を見逃してしまうことを避けたいからです。ですから、いたずらに検査結果に一喜一憂しないこと。

人間ドックを受けた方で、結果の帳票を成績表のように受け取る方が少なくありません。オールAにこだわったり、精密検査項目があると怒り出したり、不安でいっぱいになったり……。なかでも最悪なのは、検診を受けるだけで結果は放置という方。

お気持ちは理解できるのですが、検診の目的は危険な病気を早期発見し、それにより重大な病状へと進んでしまうことを予防するところにあります。このことを、どうぞ忘れないでください。

結果が出たら、よくても悪くてもホームドクターに相談し、今後の方針・対策を立てて、不安を自分で抱え込まないようにするのがおすすめです。

主ながん検診

	常喜のおすすめ（任意型）	市区町村での推奨（対策型）
乳房	◦マンモグラフィ（毎年） ◦触診（毎年） ◦乳房超音波検査（毎年）	◦マンモグラフィ（2年に1回） ◦触診（2年に1回）
大腸	◦大腸内視鏡検査（5年に1回）	◦便潜血検査
胃	◦ピロリ菌検査・除菌（除菌後は胃内視鏡検査を毎年） ◦胃内視鏡検査（2年に1回）	◦胃X線検査 ◦胃内視鏡検査
子宮頸部	◦頸がん細胞診（毎年） ◦経膣超音波検査（毎年）	◦頸がん細胞診（2年に1回）
肺	◦胸部X線検査（毎年） ◦胸部CT検査（2年に1回）	◦胸部X線検査
肝臓	◦腹部超音波検査（毎年）	◦肝炎ウイルス検査

※市町村によっては、「任意型」に入っている検査も「対策型」として受けられる場合があります。

2 そろそろ一家に1台血圧計を

高血圧に注意！
女性ホルモンの低下は血管にも影響を与えます

前述したとおり、実は女性ホルモンはさまざまな形で、女性の体を守ってくれていました。そのひとつが血管です。血中のコレステロールを制御したり、血管をしなやかに保ったり……その女性ホルモンの量が低下するのですから、50代は血管の劣化にも気をつけなければなりません。

さらに女性に限らず、50代にもなると加齢によって血管は硬く、詰まりやすくなり、破裂のリスクが高まります。「50年使った水道管」と考えれば、察しがつきますよね。

この状態で高血圧を放置することは、極めて危険なことです。脳卒中、心不全、腎障害、動脈瘤（どうみゃくりゅう）など、いずれも高血圧が主な原因です。

「私、血圧は昔から低いの」という方も、加齢によって自然と血圧は高くなっていきます。年に一度の健康診断だけでは、気がついたら注意領域……ということも。

やはり家庭に血圧計を備え、日常的にチェックしたいものです。

朝、起きてすぐの状態で血圧をチェックしましょう

家庭で血圧を測るタイミングは起床直後が最適です。

朝起きてすぐというと、頭がボーッとしていて血圧も低そうですが、実は安静状態に限って言えば、この時間帯が一番血圧が高くなります。

体は眠りから覚める少し前から、日中に活動できるようにフル回転で準備を始めているのです。ですからこの時点で血圧が標準値に収まっていれば、逆に安心というわけです。

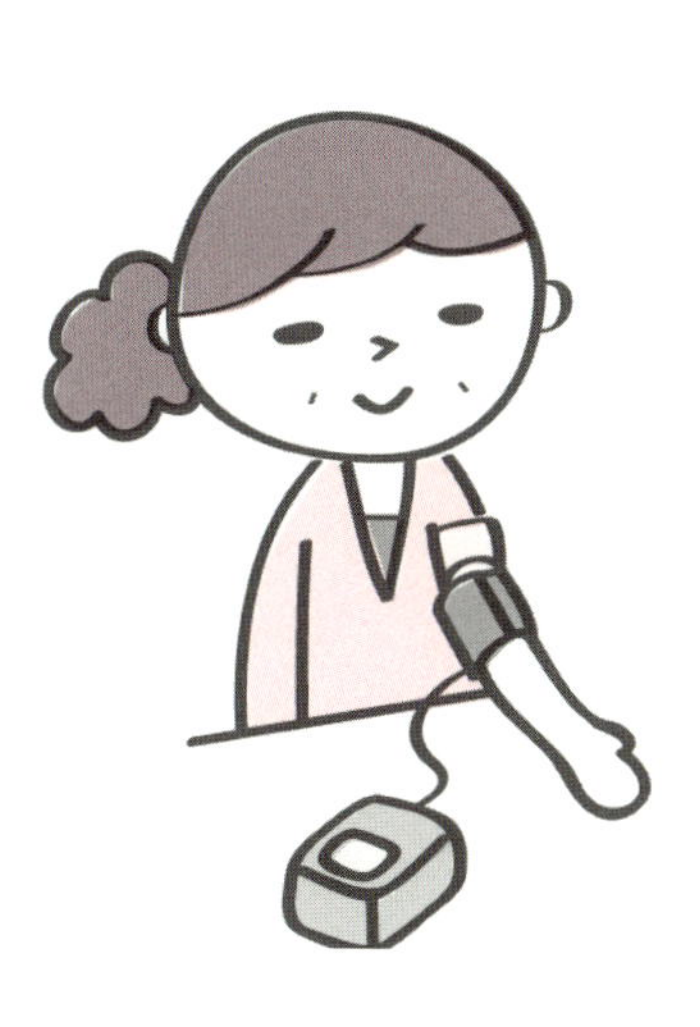

起床して排尿を済ませた直後に、椅子に座って測定します。

小一時間もすると血圧は日中の定常状態になりますので、忙しい朝とは思いますが、朝食後ではなく起きたてに測定してくださいね。

基準値はさまざま言われていますが、上135／下85までが基本です。

生きている限り、血圧は刻一刻と変化します。朝に3度測ると、1回目、2回目、3回目と下がっていく場合が多いものですが、どれもあなたの本当の血圧です。

深呼吸をひとつすれば、上の血圧が10くらい下がることは普通にありますし、前日の飲酒量や塩分摂取量が多いと血圧が上がることもあります。寝不足や体調不良でも上がります。

その上で、低いところだけ見るのではなく、むしろ高いときの値を見逃さないでください。

毎日測る必要はありませんが、高い数値が出た場合は1日おきに測って様子を見ましょう。逆に正常値であれば、月に一度程度のチェックでも十分です。

血圧だけでなく腎機能のチェックも重要です

さて、高血圧の予防・改善には、まず「減塩」です。

体内の塩分が高くなると水分で薄めようとするのですが、そのために血流量が増え、結果的に血圧を高めてしまうと言われています。

でも〝塩〟の害はこれだけではないのです。

ここで鍵となるのが腎臓です。実は血圧と腎臓には密接な関係があります。

腎臓には、ろ過機能などさまざまな働きがあるのですが、そのひとつに水分と塩分のコントロールというのがあります。腎臓は食事から摂った余分な塩分を、水分と一緒に尿として排出する働きを持っているほか、レニンという酵素を分泌することで血圧を一定に保つ働きもあります。**腎臓は血圧の調整者**なのです。

見方を変えれば、高血圧というのは、腎臓の能力を超えて塩分を摂取している状態とも言えます。高血圧によって腎臓に負担をかけ続けることで、腎機能は低下し、それがまた血圧の上昇を招くという悪循環が生まれてしまいますので、これを避けなければいけません。

ではどのように気をつけるのか？

腎臓の健康状態は、健康診断などでの血液検査項目の「クレアチニン」の数値と性別、年齢によって計算するｅＧＦＲ（糸球体ろ過量＝腎機能評価数値）という値で、ある程度把握できます。

クレアチニン数値は、市区町村の一般健診でも測定している項目です。そのクレアチニン値をもとに、ネットのフリー計算サイトでｅＧＦＲを簡単に計算できます。ちなみに、ｅＧＦＲは60未満が慢性腎障害と判定されます。

50代になったら血圧だけでなく、こうした腎臓の血液検査の数値にも気をつけるようにしましょう。

さらに腎臓の機能は、老化によっても自然に低下していくもの（遺伝もかかわっていますが）。そのためたとえ正常な血圧値であっても、50歳を超えたら、やはり全員が減塩を心がけるべきです。

私自身も減塩には気を遣っています。

私の家系は腎臓機能があまりよくないことがわかり、少しだけでも減塩を心がけたところ、1年目、2年目と年齢に反して腎機能数値（eGFR値）が改善しました。

何歳からでも遅くありません。年齢とともに機能が低下することは避けられませんが、改善しなくても現状をキープできればしめたものです。

減塩できるなら化学調味料もあり

でも塩って体に必要ですよね。理想的にはどのくらい摂ればよいのでしょう?

実は1日3グラムほど摂れば十分と言われており、外国で減塩食というと1日3グラムを目指します。

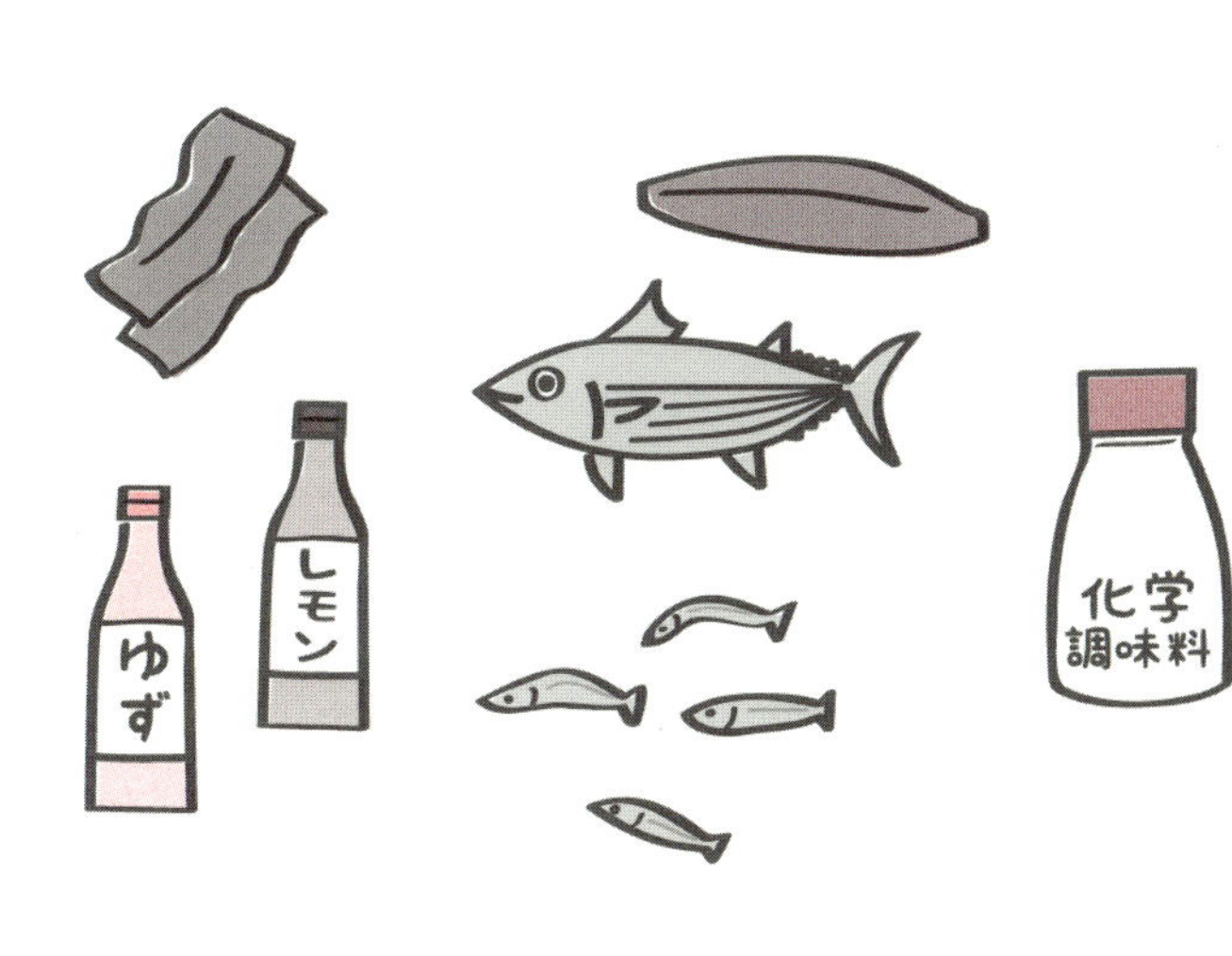

ところがこの数値は、日本人にはかなり難しいことになります。ヘルシーと言われる和定食でも、一人前で7・5グラムもあるのです。

麺好きの方も多いと思いますが、うどんやパスタ、そうめん、ラーメンなど白い麺は、麺そのものに1食約2グラムの塩分が入っていますから、汁を飲まなくても結構な塩分摂取量となってしまいます。

おまけに日本人は舌が肥えているので、減塩食品は旨味を足さないとただの薄味となり、人気がありません。旨味を加えたものは値段が高くなり、これまた売れにくくなるという事情があります。

ちなみに「日本人の食事摂取基準」（2015年版）では、成人男性で8グラム、女性で7グラム以内が目標とされていますが、世界的な目標値は男女とも1日6グラム以内です。

減塩メニューは物足りなくて長続きしないという方は、手っ取り早く化学調味料で旨味を補うのもひとつの方法。ちなみに味の素ひと振りの塩分は、わずか0・3グラムほどです。化学調味料に抵抗のある方も多いでしょうが、それで減塩メニューを続けられるのなら使う価値はあると思います。もちろん、使いすぎては意味がありませんから、ほどほどの量に抑えることは必要です。

余裕のある人には、「だしをたっぷり使う」「柑橘(かんきつ)系の薬味で酸味や香りを利かせる」といった正攻法がおすすめ。

どんな方法でもいいので、50代になったら血圧を下げる努力はすべきです。

そして減量もお忘れなく

「減塩」のほかに、血圧を下げるには「減量」も有効です。

肥満状態だと血管を収縮させるホルモンの増加が起こり、高血圧になりやすくなります。

また、いっぱい食べて、いっぱい排泄(はいせつ)しているということは、腎臓の仕事も増えるわけですが、太っても腎臓の大きさは変わりません。

よくマンションのゴミ置場にたとえるのですが、世帯数が増えているのにゴミ置場のスペースは同じままということは……当然ゴミがあふれます。

減塩と適正体重を保つことが血圧を下げ、腎臓を守る基本です。

ただし、痩(や)せていてお酒もタバコもやらず、塩分を控えていても血圧が高いという人はいます。

これは体質、遺伝なわけですが、そういう方は薬を飲んでいただくしかありませんね。

降圧薬、飲むべきか、飲まざるべきか

高い血圧が続いた場合は、やはり一度、ホームドクターに相談するべきでしょう。高血圧は自覚症状がまったくありませんが、脳卒中や心不全は突然やってきます。そして医師に降圧薬（血圧を下げる薬）をすすめられたら、薬嫌いの方も服用するべきです。

医師の中にもけっこう薬嫌いはいるのですが、この降圧薬だけはみんな必ず飲みます。

もともと副作用が少ない上に、高血圧を放置することで生まれるリスクのほうが、圧倒的に大きいからです。

それから「一度、降圧薬の服用を始めたら、一生やめられなくなるから飲みたくない」と言われることがよくあります。そんなことはありませんよ。更年期やストレス、肥満などで一時的に血圧が上がっているだけの場合もあるんです。

とにかく、長年使ってきた古い水道管に、高圧の水流を流し続けることだけは避けてほしいと思います。

取り替えの利かない血管を守るため、ともかく薬を使ってでもひとまず血圧を下げ、ゆっくり改善に取り組むのがおすすめです。

もちろん減塩や運動、快適な睡眠、適正な体重維持など、血圧を下げる生活習慣を心がけること。これが基本です。

飲むべきか
飲まざるべきか
ちゃんと飲んでください！！

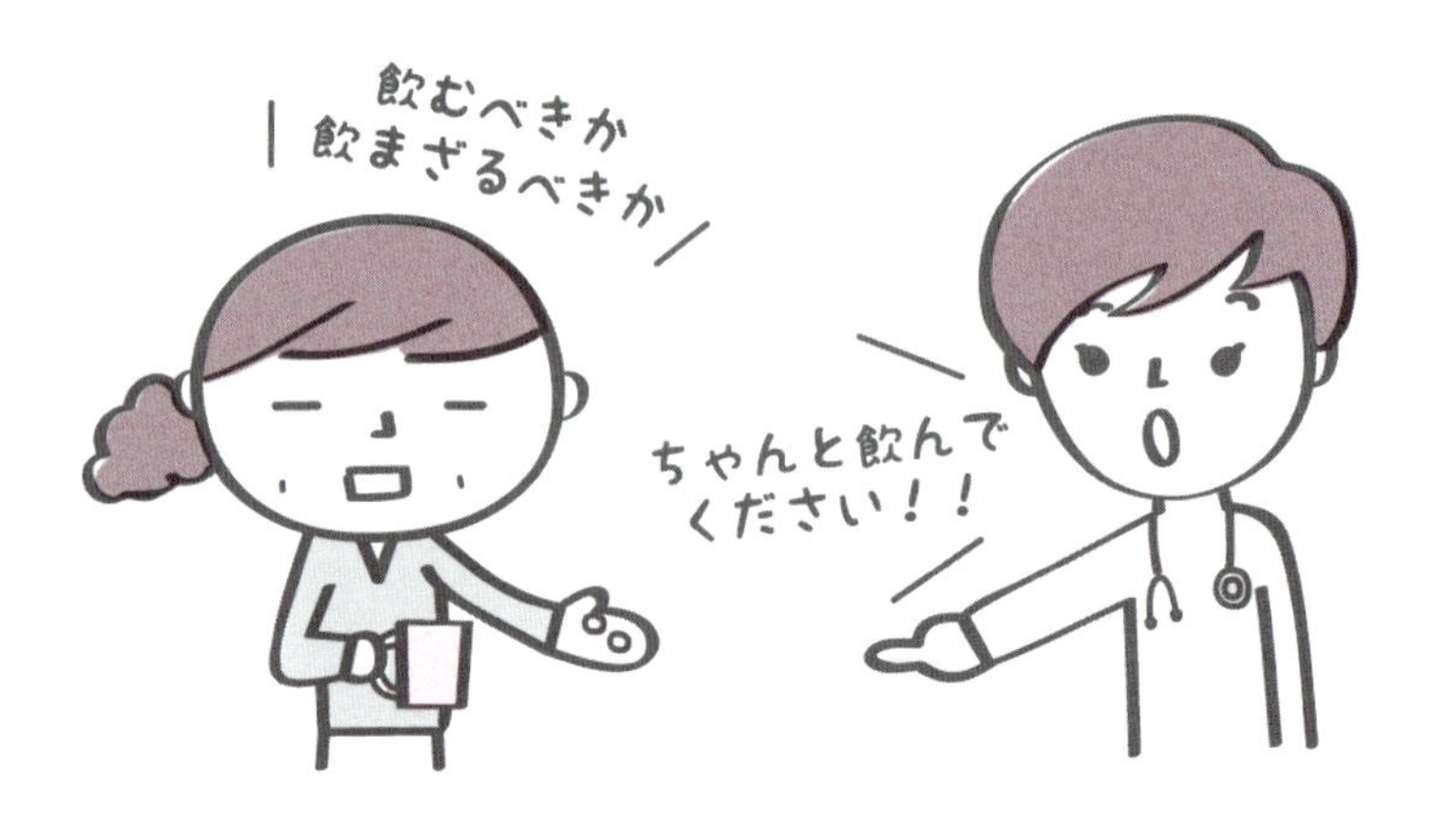

3 大腸の活性低下で下痢にも便秘にもなりやすい

体内スペースが狭いため、女性はもともと便秘がち

この年代ぐらいから下痢も便秘もしやすくなるのですが、この正反対の症状がなぜ起こるのでしょう。

腸内細菌のアンバランスが原因？　と考える方もいることでしょう。最近、腸内細菌はさまざまな分野で注目されていますし、もちろん大切なことです。自分に合った発酵食品や整腸薬で腸内細菌を良好に保ちましょう。

しかし、それでも不調のすべては解決しません。なぜなら下痢や便秘という症状は、大腸の動きの悪さ（活性低下）もまた大きな要因だからです。

加齢により大腸の筋肉がおとろえ、内臓を包んで吊(つ)り上げている膜もたるんで下垂(かすい)が起こります。これにより、腸が全体にダランとした状態になってきます。

ダラ〜ン
この部分にはガスが
溜まって張りやすく
なります

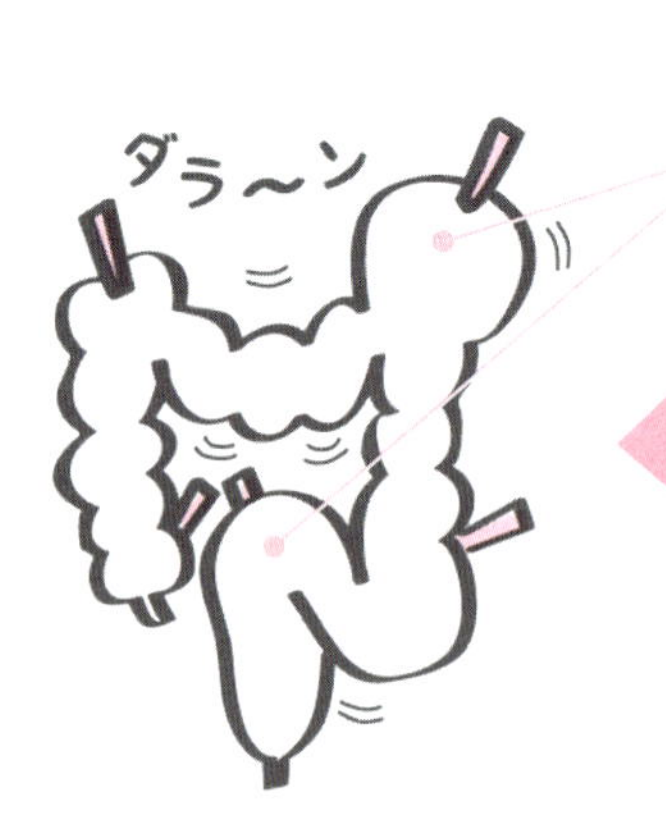

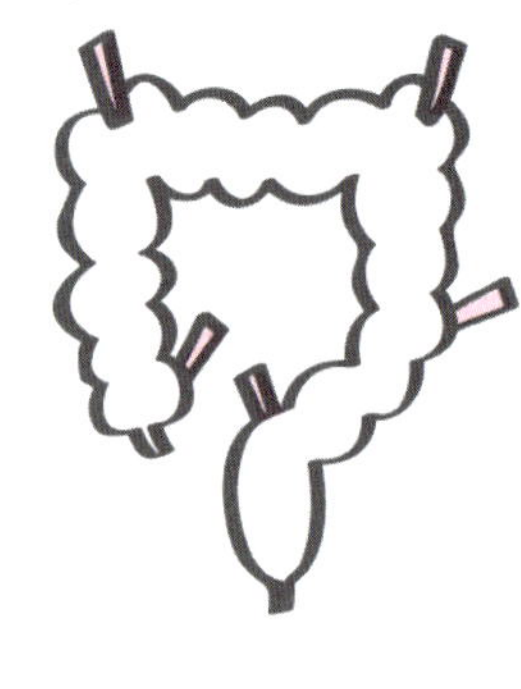

もともと大腸は約1・5メートルほどの長さで、5ヶ所の曲がり角をつくることで体内に収まっています。特に左右の脇腹の肋骨下あたりは、ちょうど吊り橋の端と端のような感じです。端っこだけしっかり吊られている腸が〝ダラン〟とすることで、あいだに溜まっている消化物は停滞しやすくなり、曲がり角では空気が溜まりやすくなるのです。

また大腸自体の動きも鈍くなり、便秘になりやすい状況が生まれます。

特に女性はもともと体のサイズが小さい上に、子宮や卵巣もあります。

大腸を折りたたみ、収めるスペースが狭いことになり、男性より曲がり角がきつくなっています。下垂と相まって消化物がますます停滞しがちなのです。

“バナナうんち”にはこだわらない

大腸の中で食物は一方通行に動くのではなく、腸が蠕動(ぜんどう)運動することで、行きつ戻りつしながら、粘土をこねるように便がつくられていきます。

ところがこの動きが加齢により悪くなることで、粘土をうまくこねられなくなります。言ってみれば、うどん粉やそば粉をこねて麺にしようとしても、まとまらない、といった状態でしょうか。これが下痢につながります。

このように腸の動きが悪くなることで、他の要因と複雑に関係しながら、便秘になる人もいれば、下痢になる人も出てくるわけです。

さて、私のクリニックでも中高年の方で、朝の排便が1回で済まず、3回、4回と何度もトイレに行ってしまうと訴える患者さんが少なくありません。

「若い頃はバナナのようないいウンチが出ていたのに……」と言う方もいらっしゃいます。

しかし医師の私にしてみれば、「出るだけいいじゃないですか」と言いたくなるところがあります。

加齢により腸の動きが悪くなるのは、どうしようもありません。下痢気味であっても出血がなく、痔に気を配れば、若い頃のような「バナナウンチ」には、あまりこだわらないほうがいいでしょう。

それよりも老廃物が体に留まること、つまり便秘のほうが要注意です。

腸閉塞の最大の原因は便秘ですし、さまざまな面で体に悪影響を与えます。最低2日に1回はきちんと排便してほしいところです。

ときには下剤も必要。でも中身をよく吟味して

アントラキノン系の下剤

長期では不安があるため、おすすめできない

便秘がひどい場合は下剤を使ってでも排便を促すべきなのですが、この際に、センナ、ダイオウ、アロエなどのアントラキノン系と言われる薬は、おすすめできません。

これらの薬は腸管の神経に直接作用して、無理やり腸を動かして排便させるため、長期

連用することで腸管の神経をダメにしてしまいます。漢方の成分や病院で処方されるものもありますので一見、副作用が小さい印象がありますが、そうとは限りません。

マグネシウム（塩類系下剤）
骨や血管にも効果があるおすすめの下剤

腎臓に問題がなければ、マグネシウムという塩類系の下剤のほうがよいでしょう。こちらは、水分を大腸内に引っ張り込むことで便を軟かくする働きがあります。

また水分で便を膨らませることにより、腸に適度な張りを感じさせ、腸の活動を促すことにもなります。つまりアントラキノン系が無理やり神経に作用するのと違い、腸が自分で〝張り〟を判断して動いている自然な状態です。

飲んで数時間後にお腹が痛くなるということもありません。少し下痢気味になるかもしれませんが、習慣性もありません。

それにマグネシウムはカルシウムとともに、骨にも血管にも大切な成分で、副次的な好影響を期待できます。便秘とともに、こむらがえりに悩んでいる方にもおすすめです。

薬局でも買えますし、安価なお薬です。病院で処方する場合も、すべてジェネリックです。同じような作用の新しいお薬も出ていますので、マグネシウムで合わないと思う方はホームドクターに相談してみましょう。

・若い頃の「バナナウンチ」にこだわらない
・下痢よりも心配すべきは便秘
・下剤はよく選んで

というのが、よりよい排便のためのポイントでしょうか。

もちろん適度な運動、睡眠、食生活など、腸の動きをよくする生活習慣も大切です。

特に食物繊維を摂ることを心がけてください。食物繊維は腸で吸収されることがなく、言わば内部で〝かさばる〟ものです。これが重要で、内からの刺激となって腸の動きをよくします。


また、食物繊維には水溶性と非水溶性の２種類があるのですが、気をつけたいのは、この両者をバランスよく摂ること。

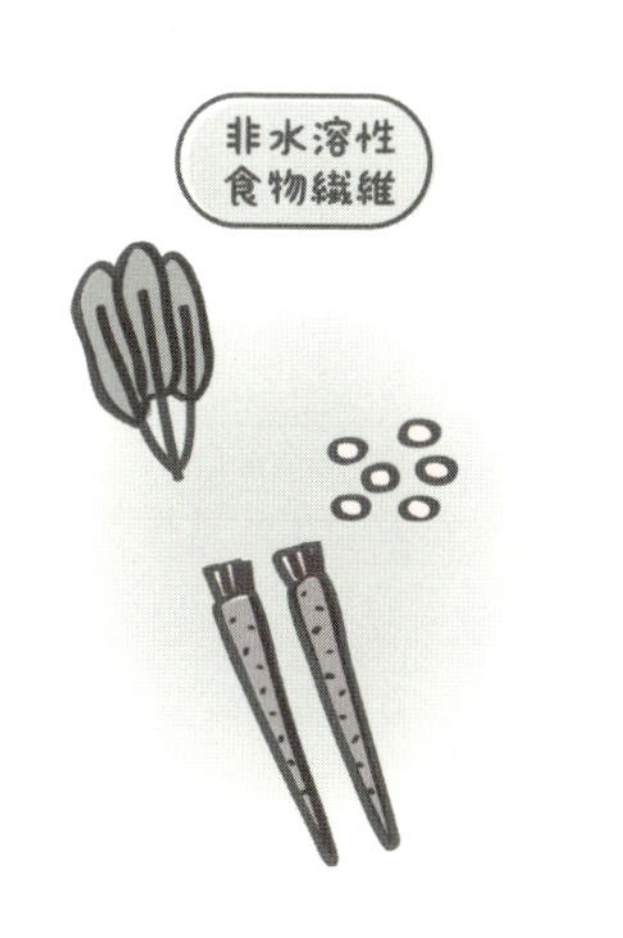

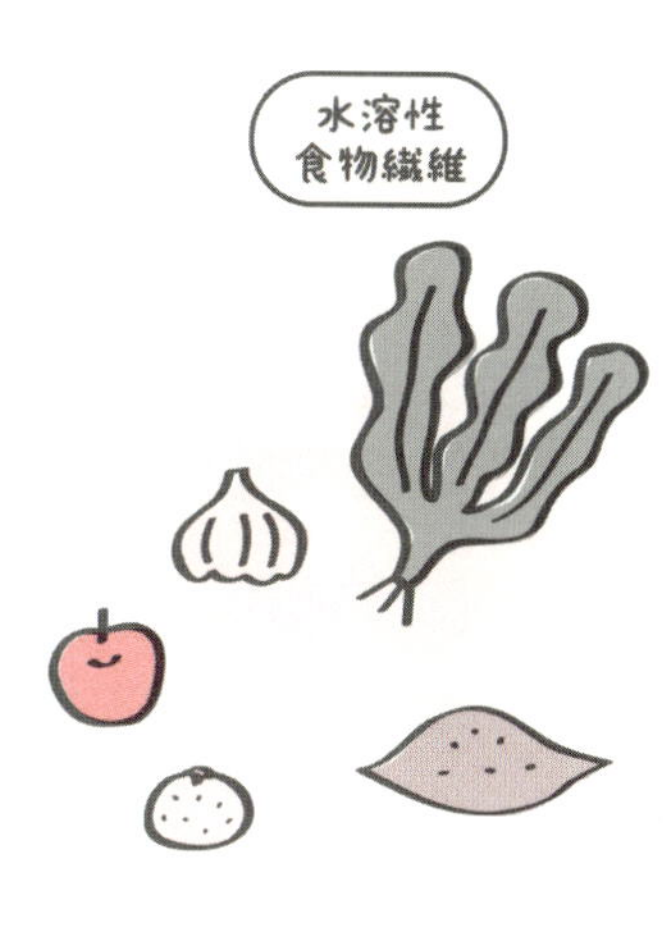

水溶性食物繊維はニンニク、りんごやミカンなどの果物、海草類、芋類などに含まれます。非水溶性食物繊維ほどかさは増えませんが、ドロドロと粘りのある状態となって腸内を整え、有害物質を吸着する働きもあります。

一方で非水溶性食物繊維は大豆やごぼう、穀類、野菜などに含まれます。腸の中で水分を抱え込んでかさを増やし、便の量を増やして排泄を促進します。

ただし、非水溶性の食物繊維に偏る（かたよ）と、便秘しがちの人はかえってお腹が張ったりしますのでお気をつけください。

腸のおとろえにうまく対処しながら、少しでも腸の活性をキープしたいものです。

4 親族の病歴は健康の道しるべ

似たくないところも親に似てきます

あなたは親や兄弟と顔かたちは似ているほうですか？　若い頃はそれほど似ているとは思っていなくても、年をとるにつれ、だんだんと似てきたりしますよね。

たまに親戚の集まりに出たりすると、口さがないおばさんに「あんた、お母さんにそっくりになってきたね」などと指摘されたりしませんか？

実は似るのは顔かたちだけではありません。体質や病気も似てきたりするんです。

私自身の経験を申しましょう。親類のおばたちが「うちの家系は腎臓が悪いから気をつけなさいよ」などと言っていましたが、若い頃は笑って聞き流しておりました。

ところが50歳になって人間ドックに行くようになったところ、見事に腎機能が悪い数値！

遺伝、おそるべしと実感したものです。

しかし親族の病歴や体質を把握することで、これから自分に起こることが予想できるとしたら、これは健康保持にとっては有効な道しるべですよね。先回りして生活習慣をてこ入れするなど、積極的に活かしたいものです。

特に遺伝しやすい病気もある

遺伝が大きく影響する主な病気や体質を挙げますので、ご参考までに。

- 30代までに罹患（りかん）したがん
- 高血圧
- 糖尿病
- 骨粗しょう症
- 腎機能低下、高尿酸値
- 高悪玉コレステロール値

がんに関しては若年での罹患に限ります。50代ともなると前に申し上げたとおり、普通にがんになりやすくなっていますので。

そのほかは、自分の潜在的なリスクとして心得ておくべきでしょう。

5 歯周病は口の中だけの問題ではありません

口腔内のケアは、体全体のケアにつながっています

70代、80代になっても食事を美味しく食べるには、歯と歯ぐきの健康が欠かせません。口からきちんと栄養が摂れることは、きわめて有効なアンチエイジングでもあります。

消化という観点からも、きちんと噛むことは大切です。口から肛門までの長ーい消化吸収の管（くだ）で〝歯＝刃〟がついている器官は口だけだからです。消化そのものにおける歯のありがたさを知っておいてください。

「胃の調子が悪い」と言って私のクリニックを訪れる方も、話を聞くと、高齢者の場合は歯の治療中や入れ歯の調子が悪いというケースが多いものです。消化薬では解決できないのです。この年代からは特に歯周病に気をつけ、できる限り歯を守ってください。

歯周病と聞くと、「ああ、歯槽膿漏のことね。気をつけなきゃ」ぐらいに思われるかもしれませんが、実は10年ほど前から、この歯周病菌が体中で悪さをしていることもわかってき

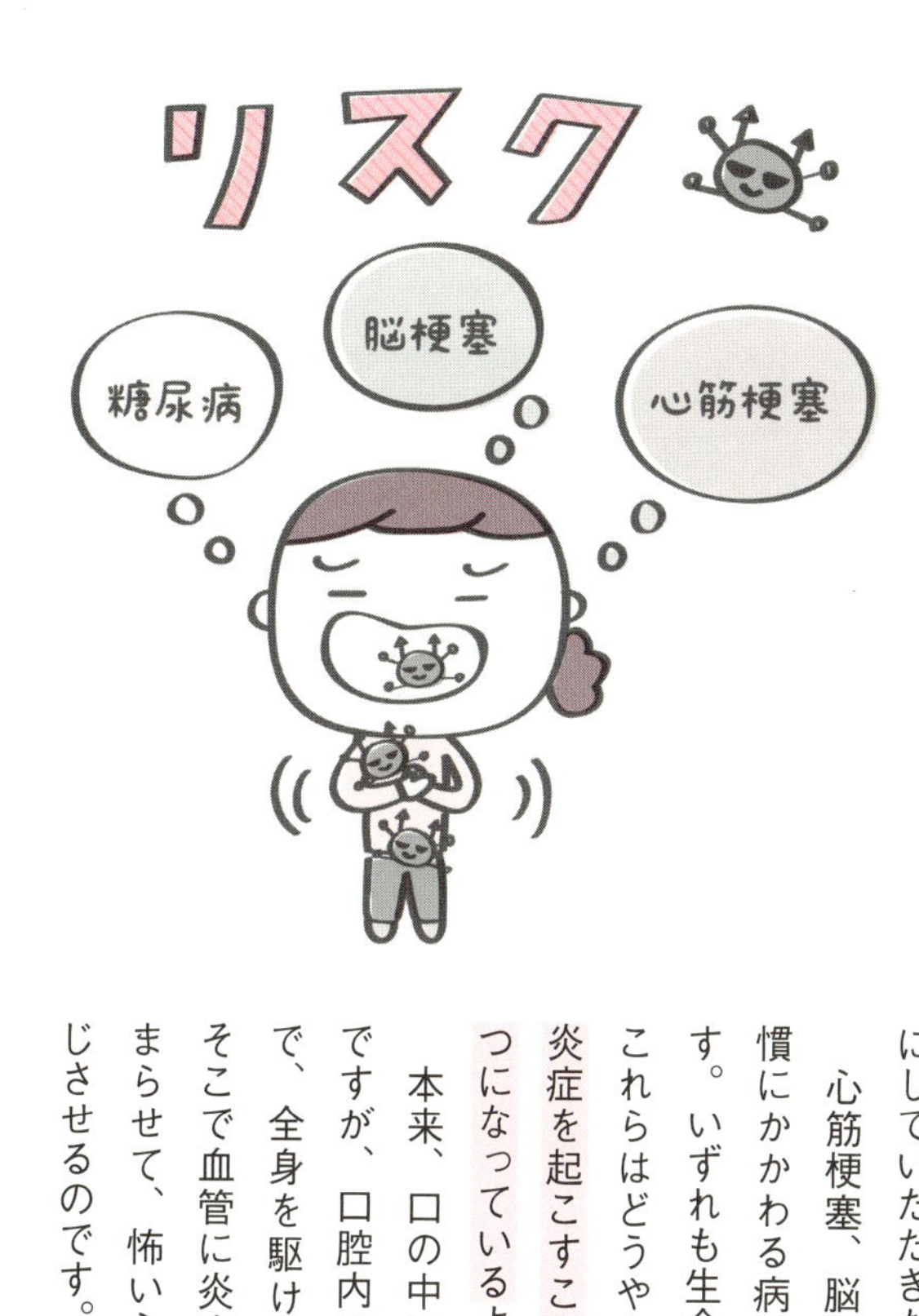

ました。ぜひ、みなさんに認識を新たにしていただきたいと思います。

心筋梗塞、脳梗塞、糖尿病は生活習慣にかかわる病気として知られています。いずれも生命を脅かす病気ですが、これらはどうやら、歯周病菌が血管に炎症を起こすことが、その原因のひとつになっているようなのです。

本来、口の中にいるはずの歯周病菌ですが、口腔内の血管に入り込むことで、全身を駆け巡ることになります。そこで血管に炎症を起こし、血流を詰まらせて、怖い心筋梗塞や脳梗塞を生じさせるのです。

以前、私が勤めていた病院に、若い

男性がくも膜下出血で搬送されてきました。特に持病もなく原因不明だったのですが、後に発症前に抜歯をしていたことがわかりました。

抜歯後に処方された抗生物質をきちんと飲まず、熱が出てもかぜと思って放置していたようです。結果的に歯周病菌が原因と思われる（細菌性）脳動脈瘤ができてしまい、破裂したというわけです。

歯周病が悪化することで、心筋梗塞や脳梗塞のリスクが高まることは、もはや広く言われており、医療の現場でも歯科との連携の必要性が叫ばれ始めているところです。

「歯周病」、くれぐれも侮ってはいけません。

加齢により、歯周病菌が繁殖しやすくなっています

30代を過ぎた頃から歯周病は増え始め、高齢者ではほぼ100％、口の中に歯周病菌を抱えることになります。

年齢にかかわらず歯周病対策は大事なのですが、50代ともなるとさらに注意が必要です。加齢により唾液の分泌量が減り、口腔内の自浄能力が低下。歯周病菌が繁殖しやすくなっているからです。

睡眠中は唾液がさらに減るので、お休み前のケアは特に念入りにしてください。
それでも起床時、口腔内の菌数は大便とほぼ同じくらいの量と言われています！
起床直後もよく口をゆすぐ、軽く歯磨きすることを心がけてください。

最低3ヶ月に一度は歯科でクリーニングを

大事なのは、日頃から歯周病菌の繁殖をできるだけ抑制すること。つまり口の中をきれいに保つことです。

しかしそれには日常のブラッシングだけでは不十分です。歯周病菌は歯と歯ぐきのあいだに歯周ポケットをつくり、奥へ奥へと入り込もうとします。

これをとるためには、毎日の歯間ブラシとフロスの使用、さらに定期的な歯科でのクリーニングが必要になります。

歯科でのクリーニングを「スケーリング・ルートプレーニング」と言います。スケーリングとは歯にこびりついた歯石を取り除くことです。さらに歯科の先生のご判断により、必要であればルートプレーニングといって歯根（しこん）の表面を磨き、細菌がつきにくくする処置がなされます。

歯科でのクリーニングは痛いのでイヤ、という方がよくいらっしゃいますが、それは年に一度程度しかクリーニングしていないからではないですか？

歯石は時間が経つほど硬く厚くなり、とる量も範囲も増えることになります。当然、時間が長くかかり、痛みも伴うのです。

最低3ヶ月に一度。理想を言えば月に一度、歯科でプロによるクリーニングを心がけてください。

こまめに歯石をとっていれば、そうは痛まないはずですよ。私はクリニックで、美容院にいくような頻度で歯科に通いましょうとお話ししています。

ただし処置後は、ふだん歯石で覆われていた歯根が表に出てきて知覚過敏を起こしやすくなりますし、一時的に炎症を悪化させ痛むことがあります。ある程度の痛みは致し方のないところです。

私は歯の質があまりよくない体質なので、歯磨き回数は朝と夜の2回だけですが、夜は20分くらいかけています。普通の歯ブラシ、細いワンタフト歯ブラシ（歯の側面を磨くもの）、歯間ブラシ、歯間フロス、最後に電動ブラシと5種類も使って磨き、舌専用ブラシで舌をクリーニング。最後にマウスウォッシュでゆすいでおしまいです。

さらに歯科でのクリーニングへは、1～2ヶ月に1回通うと決めています。

ここまで言うと、さあとばかりに張りきって歯を磨く方が多いことでしょうが、ブラッシングの際は、どうか優しく、そっと磨いてください。

歯のエナメル質は意外に柔らかく、強いブラッシングは歯を傷つけてしまいます。多くの方が力を入れすぎていると言われており、新しい歯ブラシが1週間で開いてくるような方は要注意です。

さらにもうひとつ言うと、歯磨き前に入念に口をすすぐこともお忘れなく。簡単に済ませる方が多いのですが、ここをおろそかにすると、逆に汚れを歯間に押し込んだり、色素沈着させたりしかねません。

優しいブラッシングと入念な口ゆすぎ、この2つがいかに大事か……カレーをつくったあとのホーロー鍋を思い浮かべてください。鍋についたカレーをろくにすすぎもせずに、固いタワシでゴシゴシ洗うとどうなるか……

口腔内のケアは、体全体のケアにつながっています。くれぐれもご自愛ください。

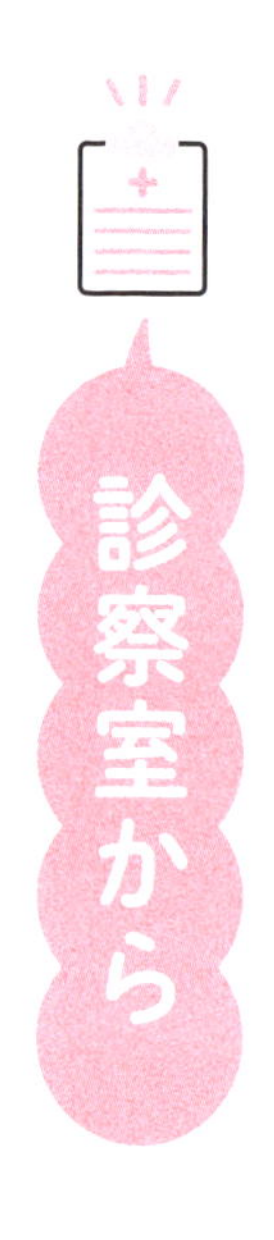

50歳になったら一度は内視鏡検査を

消化器系は自分の専門ということもあり、50代になった方には、どしどしと内視鏡による大腸がん検診をおすすめしています。それでポリープやがんが見つかった人はゴマンといるわけですが、ある企業で役員を務める50代女性Bさんのお話です。

Bさんは毎年、自ら人間ドックでひととおりの検査をしており、数値的にはすべて問題ない状態。そのため「私はまだ大丈夫」と、内視鏡検査のおすすめはやんわり拒否されていたのでした。

しかし、どこの施設であっても、通常の1日の人間ドックでは大腸がん検診は便潜血検査です。ずっと陰性だったのですが、その年に陽性と出たため内視鏡検査をすることに。

その結果、進行がんが見つかったのです。

命には別状はありませんでしたが、開腹大腸切除術に加え、そのあとの長期の抗がん剤治療と、長い大変な治療を受けられました。幸い現在は元気にお仕事を続けています。

ポリープからがんに変わるには5年はかかると言われていますから、毎年の便潜血検査をくぐり抜けて密(ひそ)かに進行していたのでしょう。

がん検診のページでも書きましたが、便潜血検査の検出率はそれほど高くありません。

ポリープやがんは小さいうちは出血自体が少ない上に、そこをちょうど通過した便に微量の血がつき、その血がついたところを検査に提出できた場合にのみ陽性判定されるのです。

便潜血検査での大腸がんの検出率は進行がんで60〜75%、早期がんで30〜40%と言われています。

どうですか、50代女性のみなさん。

一度検査して問題なければ、5年に一度で大丈夫ですから、ぜひ大腸内視鏡検査をご検討ください。

60

足腰のおとろえが カラダの〝あばれ〟を 呼び寄せる

60代

筋肉・骨量の低下が
顕著になり、
全身の関節が
悲鳴を上げる。
排泄機能や
メンタル面にも
心配が……

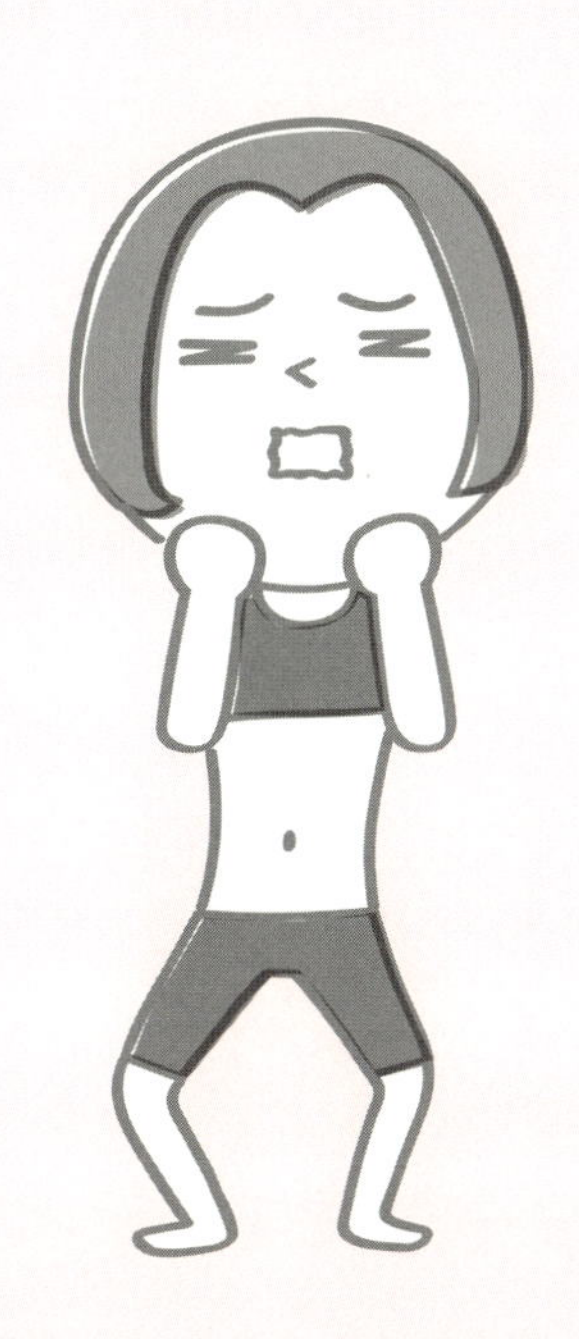

60代女性のカラダには何が起きているの？

もう自由には動けなくなるのかな？
ひざや手の指の関節が痛い！
ワタシおばあちゃんになっちゃうの？

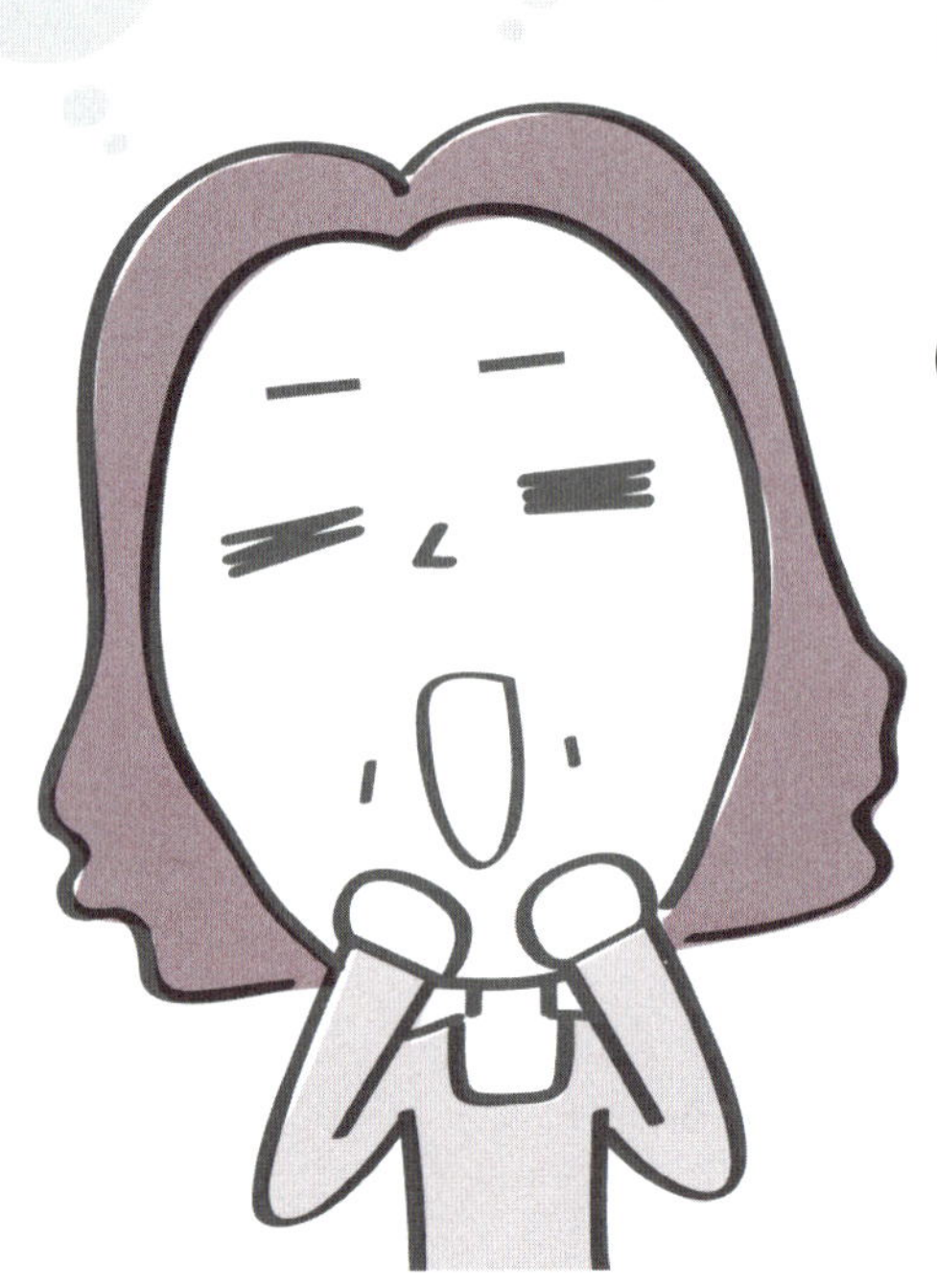

筋肉・骨量ともに減少 放っておくと寝たきり予備軍へ一直線！

60代女性の健康キーワードは、ずばり「筋肉と骨」。この2つをできるだけ減らさないことが、体の「あばれ」を防いでくれます。

このこと、胸に刻んでおいてください。

筋肉の量や筋力は20代から徐々に減少し、60代後半からはその減少速度が急激に加速すると言われています。特に体幹（胴体部）の筋肉量低下が著しくなります。太ももやお尻回りが、いつのまにか細くなってはいませんか？

実はこれ、「歳だから、そんなもの」と見過ごすわけにはいかない問題なのです。

筋肉が落ちると、どうなるでしょうか？

自分の体を支えるのがしんどくなりますね。要は疲れやすくなります。

そして疲れやすくなると、どうしても運動や外出がおっくうになります。

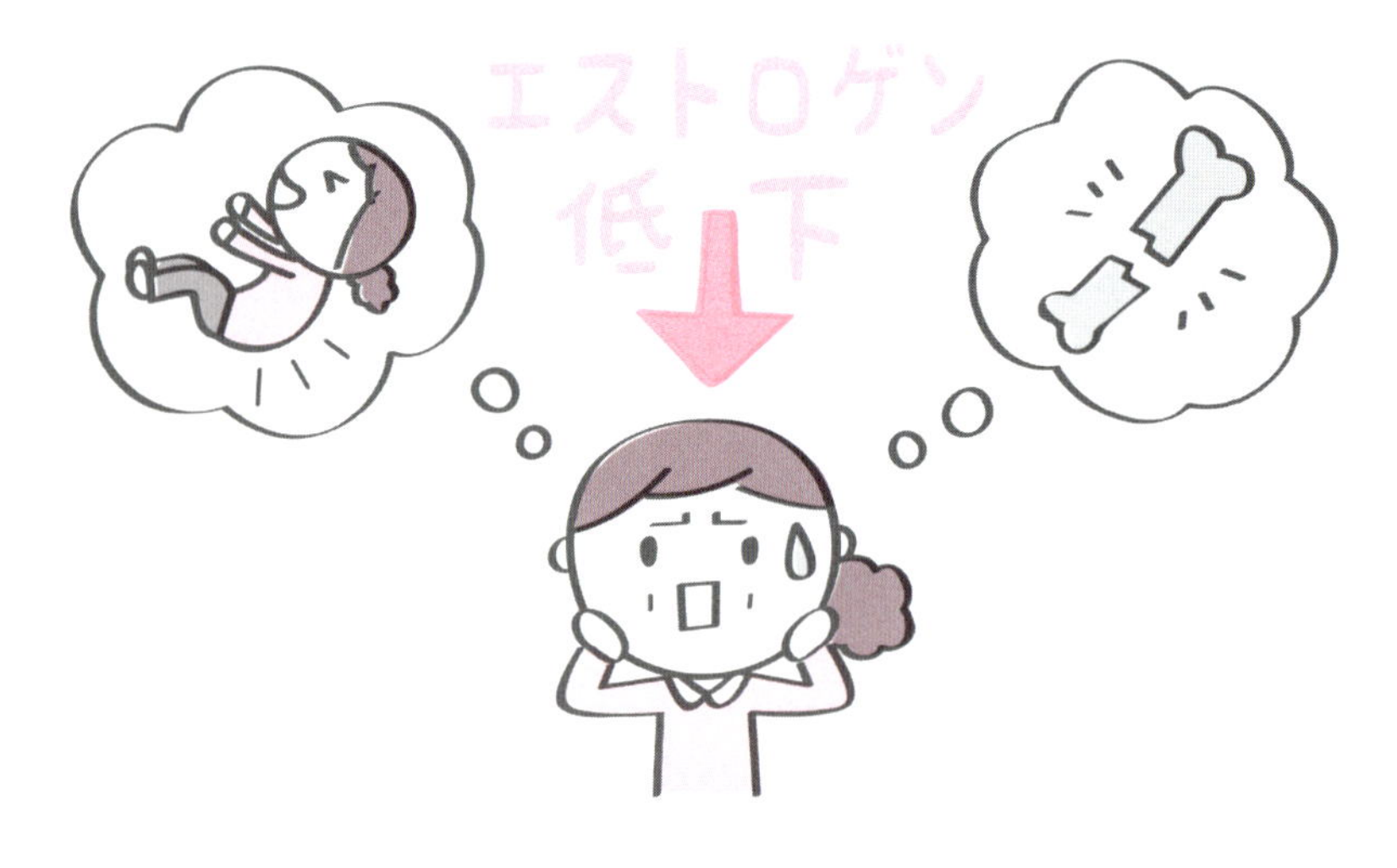

するとどうなりますか？

はい、ますます筋肉が落ちていきます。
そこに転倒、骨折でもして、ひと月以上も寝込んだりしようものなら、さらにガクーンと筋肉が落ちてしまうわけです。

これが「寝たきり」が始まるきっかけです。
まだ元気なうちから、筋肉量の低下には断固、抵抗したいものです。

もちろん筋肉を落とさない工夫は30代、40代の時点でも重要ですし、若いうちからやっておくべきですが、最後の踏ん張りどころがこの年代なのです。

筋力トレーニングを大いにおすすめします

が、注意したいのは、60代からの運動には効用もありますが、これまで以上に大きなリスクもあること。過大な負荷は逆効果となりますので、くれぐもオーバートレーニングにはご注意ください。

それから、鍛えるといっても、ガタつき始めている関節をいたわるために、階段はできるだけ利用しないこと。これはキーポイントとなります。

さらに60代にもなると、加齢により骨量も低下し、骨折しやすくなります。

骨がスカスカになる骨粗しょう症は80代以降の男女の50％以上に見られますが、女性は閉経期以降に女性ホルモンのエストロゲンが減少する影響で、男性よりも骨量の低下が早く始まります。

骨量の低下は、ちょっとした転倒や尻もちでの骨折を招くため、筋肉同様、運動能力の低下に大きく影響します。こちらは定期的な骨量測定で、チェックを怠らないよう気をつけましょう。

頻尿、尿もれなどのトラブルが増加

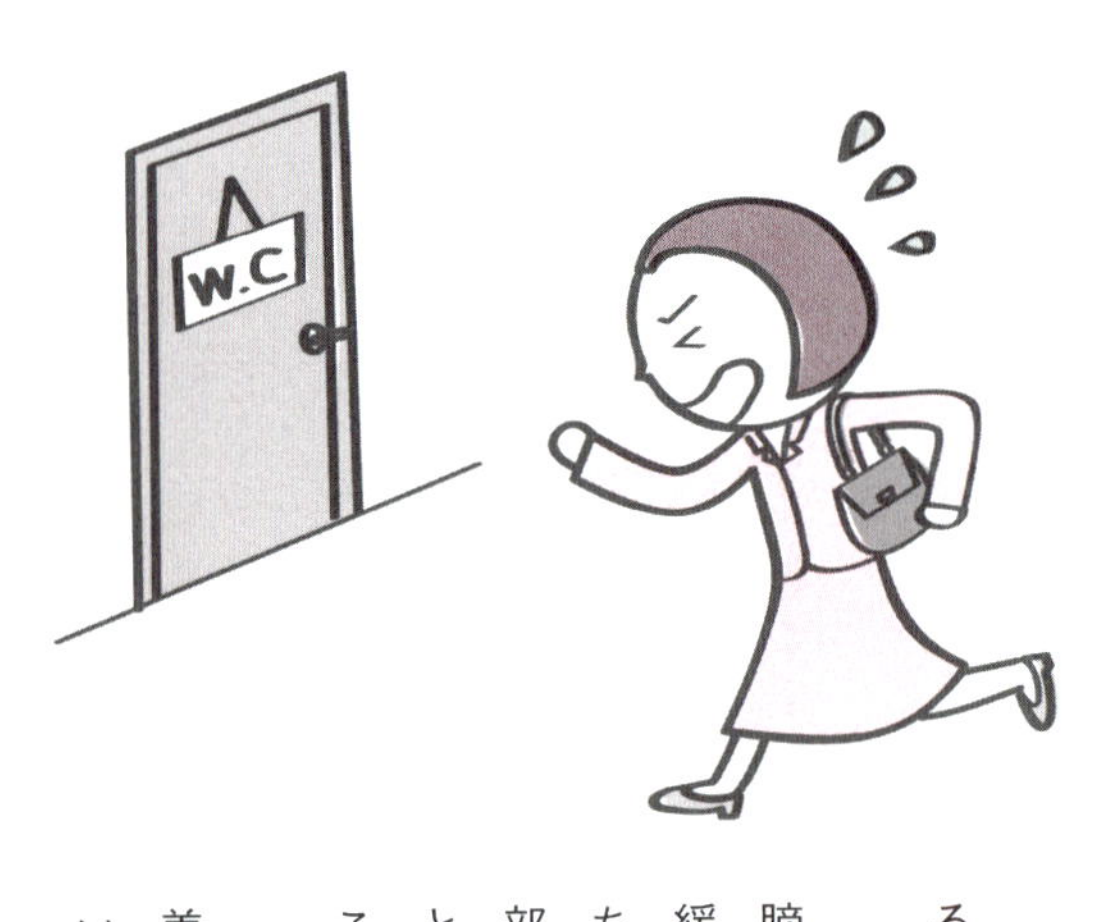

この頃から、頻尿、尿もれなどの排尿障害を訴える女性も増えてきます。

加齢による膀胱の筋力低下に加えて、女性は子宮、膀胱、腸全体を吊っている膜や筋肉（骨盤底筋）が緩み、内臓全体が下がってくる〝下垂〟が起こりがちです。これにより、骨盤の下のほうのとても狭い部分に子宮や膀胱が落ち込み、子宮がただでさえおとろえている膀胱を圧迫して、頻繁に尿意を覚えることになるのです。

命に別状があるわけではありませんが、生活に密着した問題です。外出を心から楽しめないのは寂しいですね。私なりの対策を後述したいと思います。

中高年からはメンタルの不調にも気をつけたい

筋肉や骨に加えて気をつけたいのが、メンタル面での不調です。

体の変化から、不眠を訴える方が増えてきます。

また、脳の老化に加えて、性ホルモンや成長ホルモンの減少、そして中高年にありがちな「喪失感」が引き金となり、この年代からうつ病になる方も多くいます。

「うつ病」は、決して他人事ではありません。この病気については詳しく後述しますが、先んじて心構えがあることは、病気を乗りきる上でも大きなアドバンテージとなるはずです。

もう60歳か……と思うかもしれませんが、人生90年、100年という現代にあっては、まだまだ折り返し地点を過ぎたばかりです。この先のクオリティ・オブ・ライフをできるだけ落とさぬよう、しっかりと健康づくりに励みたいものです。

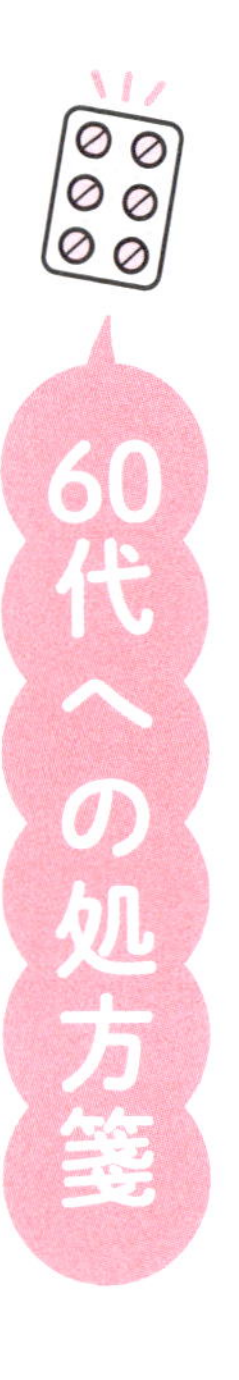

1 中高年にこそ筋トレが必要です！

ロコモティブシンドロームは「寝たきりのもと」

意外かもしれませんが、実は中高年にこそ筋トレが必要です。

「この歳から筋トレ？　私はウォーキングで十分です」などと言わないでください。何も運動をしなければ、年齢とともに筋肉量・筋力はどんどん低下していきます。

このことが、「ロコモティブシンドローム」と呼ばれる運動機能の低下を加速していくのです（左図参照）。

この「負のサイクル」の中で、骨折などの怪我、大きな病気などをして長期に渡って動けなくなると、一気にサイクルが進みます。

また中高年の転倒事故の原因のひとつは、足腰の筋肉のおとろえから「すり足」気味に

ロコモティブシンドロームとは

この歳での
骨折は
危険よ〜

- 筋力の低下

　↓

- 疲れやすくなる

　↓

- 運動・外出がおっくうになる

　↓

- 運動不足でますます筋力低下

　↓

- さらに疲れやすくなる

　↓

- さらに運動・外出がおっくうになる………

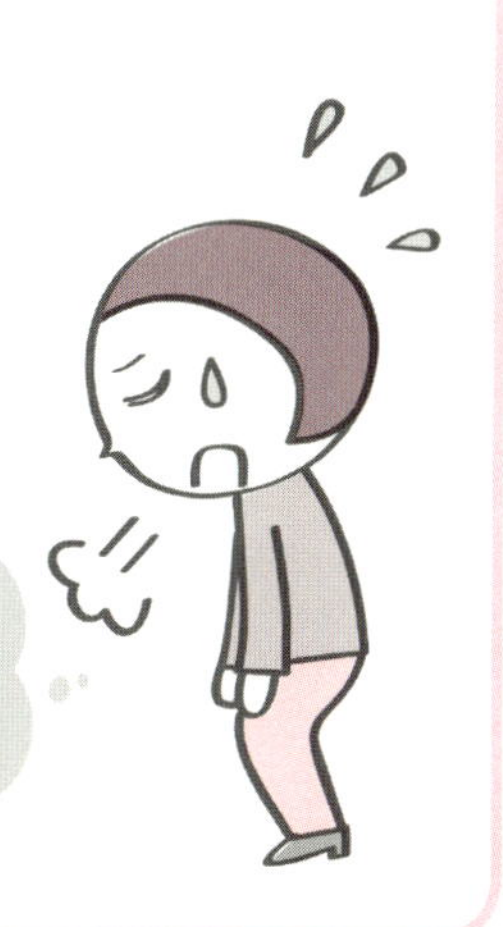

なることで、つまずきやすくなることも挙げられます。

ロコモティブシンドローム（ロコモ）の行き先は……そうです、「寝たきり」予備軍です。

もうそれは、他人事ではないのです。

腰痛、ひざ痛などの関節トラブルも招きます

筋力の低下は関節へのサポート力の低下でもあります。筋肉の支えが弱くなると、腰痛、ひざ痛などの関節のトラブルも起きやすくなります。これに運動不足からくる体重増加が加わると、関節が悲鳴を上げるのも無理からぬことです。

肩の筋肉が落ちれば、肩こりもひどくなります。

さらに運動機能の低下だけでなく、ロコモは先ほど挙げた肥満、内臓疾患（しっかん）、消化吸収力の低下など、万病につながる由々しき事態をも招きます。最近の研究では、運動不足と認知症は、関連している可能性が高いとも言われています。

クオリティ・オブ・ライフの向上。そしてやりたいことをやれる人生のために、今日からでもトレーニングを始めようではありませんか。

日本整形外科学会による簡易診断に挑戦

自分の足腰が弱っていないかどうか、簡単なチェックをしてみましょう。以下の項目に思い当たる方は要注意。足腰が弱り始めているサインです。

- 片脚立ちで靴下がはけない
- 家の中でつまづいたりすべったりする
- 階段を上がるのに手すりが必要である
- やや重い家事が困難である（布団の上げ下ろしなど）
- 2キログラム程度の買い物をして持ち帰るのが困難である
- 15分くらい続けて歩くことができない
- 横断歩道を青信号で渡りきれない

（『ロコモパンフレット』2015年度版より）

効率よく筋力アップするなら、まず下半身（足腰）から

中高年からの運動というと、ウォーキングがもっとも一般的かもしれません。

確かに息が弾むほどのペースで行うウォーキングは全身運動であり、有酸素運動として有効です。精神的なリフレッシュなど、副次的な効果もあるでしょう。

しかし筋力をしっかり維持するためには、それだけでは不十分です。ある程度の負荷をかけながら筋肉を伸縮させる、いわゆる「筋力トレーニング」＝「筋トレ」が必要になってきます。

トレーニングジムでインストラクターと相談しながら、年齢や体調、持病などを考慮して運動メニューを作成してもらうのがベストですが、誰にでもできることではないでしょう。そこで、ここでは自宅でもできる簡単な筋トレ「スクワット」をご紹介します。

大女優の黒柳徹子さんが1日に何百回もやっているなど、最近ではよく聞かれるようになりましたが、ご存知のとおり立った状態からひざを曲げて、腰を落としたり上げたりする簡単な運動です。

このスクワットのよいところは、下半身の筋肉をくまなく鍛えられること。人間の筋肉の7割が下半身にあります。正しい姿勢で行うことで、お尻とももの筋肉を中心に、背筋や

腹筋にも刺激を与えられます。「下半身（足腰）を制する者、筋トレを制す」なのです。

正しいやり方、フォームについては「スクワット　正しいやり方」で動画をネット検索すればたくさん出てきます。そのうちのいくつかを見れば、共通する注意点があることに気づくでしょう。

チェックポイント

- 足は肩幅に開き、できれば爪先はまっすぐ（無理なら少し開きましょう）
- 腕を前に伸ばすとバランスがとりやすくなります
- 特に腰痛持ちの方は背筋を反らさず（お尻を突き出さず）、お尻の穴が地面に向くように下腹に力を入れ、そのままの体勢でひざを曲げる
- ひざを曲げるとき、ひざは爪先より前に出ない
- ひざに負担がかかるので、ひざは90度以上は曲げない
- 腰を下ろすときにはゆっくりと、立ち上がるときにはやや素早く
- お尻とももの筋肉を意識しながら行う

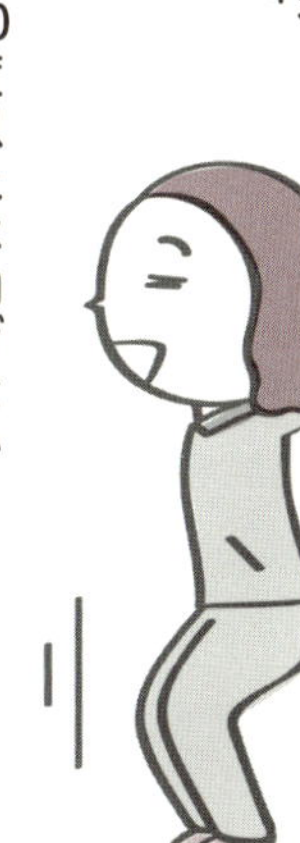

椅子に座って、そこから立ち上がった状態から始めるのもいいかもしれません。万一バランスを失っても、椅子が受け止めてくれますし、座面に触れる前に体を伸ばせば、ひざを曲げすぎることもありません。

ひざに故障のある方には座ったり、寝ながらできる筋トレもありますので、ぜひ、ご自分にあった運動をお探しください。

筋トレといえば、ダンベルやマシントレーニングを想像しがちですが、自分の体重だけでも十分な負荷がかかります。まずは無理のない範囲で、1日おきに5~10回を2~3セットぐらいから始めることをおすすめします。

中高年からの運動は「無理しない、されど甘やかさない」

さて、ここまで運動、特に筋トレの重要性について述べてきましたが、中高年からの運動については、若い頃とは違った注意が必要です。

それは、決して「無理をしない」ということ。この歳からの運動には、効用だけでなくリスクもあるからです。

若い頃に筋力トレーニングの経験がある方は、インストラクターにこんな指導を受けたことはありませんか？

「トレーニングの翌日に、筋肉の張りや痛みをしっかり感じるくらいのウエイト（負荷）を使い、翌日はトレーニングを休み、まだ少し痛いかな……というあたりでトレーニングを再開するのがいいですよ」と。

これは言い換えれば、強い負荷を与えて筋肉をいったん壊して、それが再生するときに前よりも太くなるという、筋肉の超回復の特性を利用しましょうということです。要するに「ムキムキになる」ための運動、アスリートのための筋トレです。

しかし中高年からの筋トレは、アスリートになることが目的ではありません。あくまでも筋力の維持が目的です。筋肉の再生力が落ちている中高年が、いたずらに筋肉を壊すことは逆効果、本末転倒です。

また、強すぎる負荷は関節のケガにもつながります。無理は禁物です。特に真面目な方はつい頑張りすぎてしまいがちですので、お気をつけください。

最初はダンベル等は使わず、少し疲れを感じるくらいの負荷で充分です。どうしてももの足りないという方は、段階的に回数を増やしたり、ごく軽いダンベルから使うのがいいでしょう。負荷を上げるのはゆっくりと、慎重に行うことをおすすめします。

もし痛みを感じたら、すぐに運動をやめてください。あまり痛みが激しいときには専門医に相談しましょう。

しかしここが肝心なのですが、痛みが引いたら、また少しずつ運動を再開することです。ここでやめてしまっては元の木阿弥です。自分を甘やかしすぎるのもいけません。大事なのは、運動する習慣を維持することです。

またウォーキングをするなら平地で行ってください。階段は禁物です。

ひざは痛めて手術をしても、元どおりには決してなりません。歩くだけでも体重の2～3倍、階段昇降では体重の3～7倍の負荷がひざにかかることが知られています。

関節をなるべく長く、痛みなく使うには、不要な負担をかけてはいけないのです。できるだけ平地を歩き、エスカレーターやエレベーターも積極的に利用してください。

無理しない、でも甘やかさない。

なかなか忍耐がいりますが、人生100年時代を乗りきるためです。ここはぜひ、頑張ってください。

2 骨粗しょう症対策で骨量の低下にブレーキを

60歳からは5年に一度、骨量測定をお忘れなく

加齢により骨は徐々に弱くなり、骨折しやすくなります。高齢からの大腿骨や背骨の骨折は、そのまま寝たきりへとなだれ込みかねないため、生活に大きくかかわるものです。骨の老化にはしっかり注意を払いましょう。

骨もまた、他の臓器のように新陳代謝を繰り返し、日々つくられることと壊されることが同時に行われています。しかし加齢により壊される割合が多くなり、骨量が低下。60代を超えたあたりから、骨が脆くなってしまい、骨がスカスカになる「骨粗しょう症」と呼ばれる症状を抱える方が現れてきます。

女性では60歳以降で約25%、80歳以上では男女とも50%以上が骨粗しょう症になっています。

特に女性は、閉経期以降に女性ホルモンのエストロゲンが減少する影響で、男性よりも骨量の低下が早く始まります。

閉経の世界平均が50・5歳から51歳。閉経後もしばらくはエストロゲンが出続けるのですが、5〜6年後からかなり減少していきます。そこから5年ほど経った60歳が、最初の骨量チェックの目安です。

20歳代の平均値の70％以下であれば、骨折予防のための医療機関での治療が必要です。これ以上骨量が減らないように、カルシウムの吸収や骨の形成を助ける薬が処方されます。

骨量の測定法は、かかとや手から測定する簡便なものよりも、微量のX線を用いたデキサ法と呼ばれるタイプをおすすめします。大病院や大学病院に限られますが、大腿骨や腰椎（ようつい）の骨量を正確に計ることができます。

骨量は急激に変化するものではなく、また骨量の低下がわかったあとにも尿検査や血液検査で、その進行具合を読み取ることができます。5年に1度の測定で十分なので、多少手間はかかりますが、できるだけ正確を期してください。

なお骨の老化には、遺伝の影響が70％もあることがわかっており、両親のいずれかに大腿骨頸部（けいぶ）（太ももの骨と股関節の接合部）の骨折歴があると、骨粗しょう症リスクは約1・5倍となります。該当する方は、60歳になったら忘れずに骨量の測定を行ってください。

カルシウムの摂りすぎは逆効果

個々人の骨の強度は、思春期からの食習慣や運動などで決まるものですが、大人になってからの生活習慣によっても左右されます。いまからでも、「骨を守る生活習慣」を実践しましょう。

まずは低体重、肥満、そして喫煙、1日3合以上の飲酒は、いずれも大きな悪影響があるのですぐに改善しましょう。これらの要素は、他の多くの病気とも関連しています。

次に食生活ですが、骨といえばカルシウム。乳製品や魚介類、大豆製品、野菜・海藻類からバランスよく摂取することを心がけてください。

カルシウムの吸収率を高めるビタミンDも重要です。サバやイワシなどの青魚、シイタケなどに含まれています。

また、肌のためには紫外線対策は欠かせませんが、ビタミンDは日光に当たることでも活性化されますから、1日に15分程度は意識的に日光を浴びるようにしましょう。

そして摂取・吸収したカルシウムを骨に沈着させるには、ビタミンK2の働きも必要です。こちらの成分は納豆、パセリ、しそなどに多く含まれます。

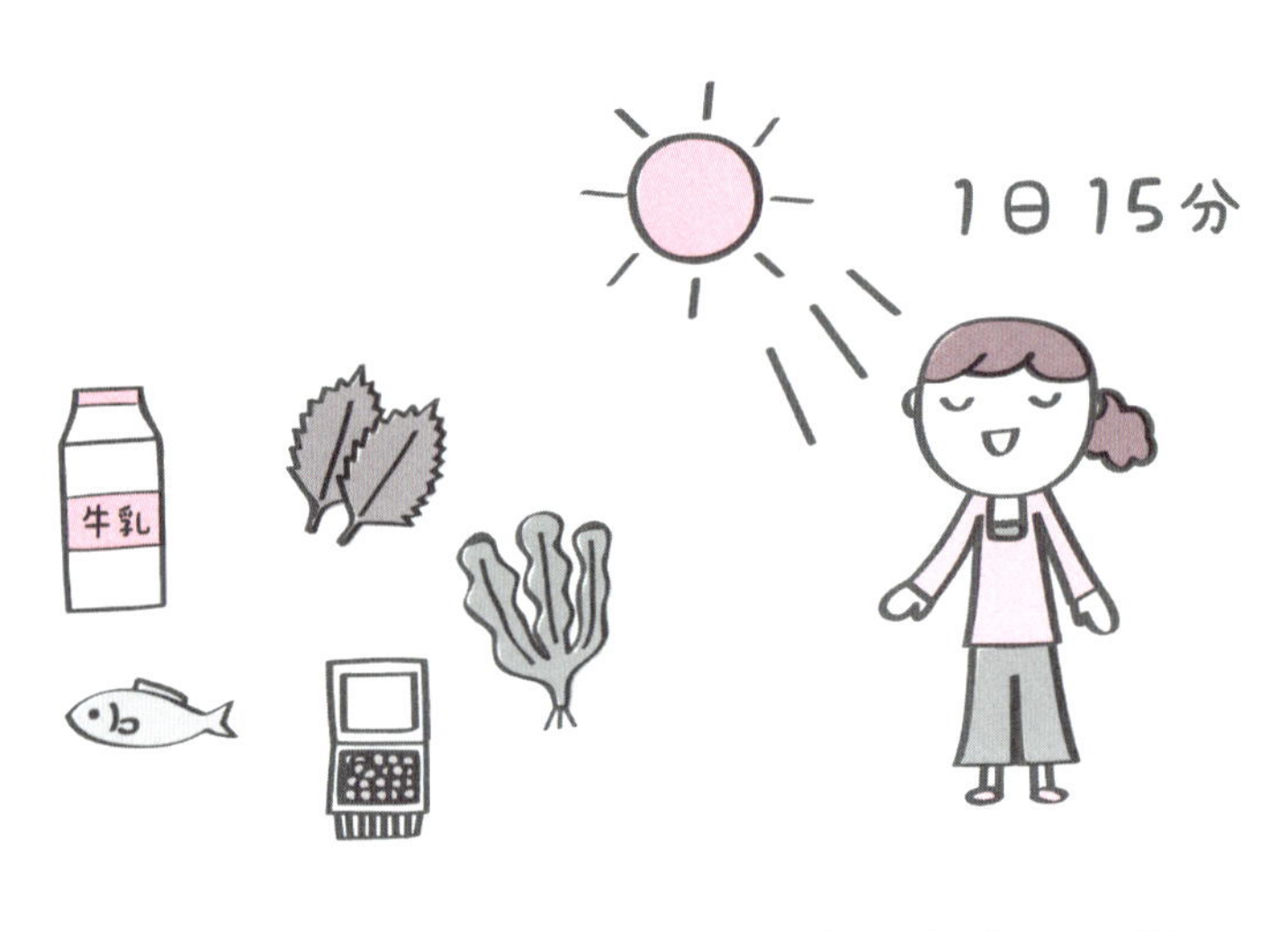

また、マグネシウムも骨には大切な成分。海藻やサプリでの摂取を心がけたいものです。

ちなみにカルシウム系のサプリメントをやたらと摂る方がいらっしゃいますが、カルシウムだけを過剰に摂取することは、かえって骨の破壊を進めます。くれぐれもほどほどに。そして、関連ビタミンの摂取もお忘れなく。

運動も大切です。

体を支えているのは骨だけではありません。骨と筋肉が一緒に機能しているわけですから、筋肉を維持することも、骨を守ることにつながります。

室内でできる簡単な運動で結構です。前述したスクワットに加えて、開眼(かいがん)片脚立ちなどを1日3分でもよいので続けましょう。

量だけでなく「骨質（こっしつ）」も大事なことがわかってきました

ここまで、主に骨密度＝骨の量やカルシウムの重要性について述べてきましたが、実は最近では、骨の健康には量だけでなく骨の質、「骨質」も大事なことがわかってきました。この「骨質」を左右するのが、カルシウムとともに、骨のもうひとつの主成分であるコラーゲンです。

骨は重量のおよそ8割がカルシウムで、残りの2割がコラーゲンです。しかしその体積比は1対1。両者の役割と関係は、鉄筋コンクリート構造にたとえられます。

コラーゲンが鉄骨だとすると、カルシウムはコンクリートです。コンクリート部分が多少ボロボロになっても建物は大丈夫でしょう。しかし鉄骨部分が著しく劣化すると、コンクリートがたっぷり残っていても建物は倒壊します。

骨密度が高くても、つまり骨量が豊富にあっても、重量で2割にすぎないコラーゲン部分の劣化が、骨の強度を大きく左右するわけです。これが、重さでは測れない「骨質」です。自分は骨密度が高いから大丈夫、と安心はできません。実際、骨密度が高いのに簡単に骨折してしまう例があります。

また、骨のコラーゲンの劣化＝骨質の低下は単に加齢によるものではなく、内臓肥満や糖尿病など生活習慣病と関連していることもわかってきました。骨質は保険診療では測定できませんが、今後の研究の進展が注目されます。

さて、**骨の老化は自覚症状もなく、静かに忍び寄るものです。**外から見てもわかりません。しかしそれを見過ごしていると、若い頃には考えられないような場面で骨折することが起こります。

私の知っている例では、ヨットに乗っていて、大きく揺れた衝撃で座ったまま腰椎を圧迫骨折した方がいらっしゃいました。ちょっとした尻もち、転倒でも同様です。

60歳からは、とにかく自分の骨量をきちんと把握することが大切。そして骨を守る生活習慣を心がけてください。

3 頻尿、尿もれでは生活を楽しめません！

40歳以上の8人に1人がトラブルを抱えています

加齢によって体はさまざまな影響を受けるのですが、そのひとつに排尿の問題があります。一番多いのが、いわゆるトイレが近くなる「頻尿」あるいは「尿もれ」ですね。

テレビでも関連グッズのＣＭをよく目にしますが、ある調査によれば40歳以上の8人に1人がこの問題を抱えているというデータもあります。

もちろん年代が上がるにつれて割合は高まり、80歳以上だと4割近い数値となります。男女間でそれほど差はありません。

ただしデリケートな問題でもあるので、なかなか悩みを口にしづらい面があります。実際はもっと多くの方が悩んでいるのではないでしょうか？

歳をとれば、程度の差こそあれ誰にでも起こることですから、まずは正しくそのメカニズムを理解しておきましょう。

ちょっとお勉強
〜排尿のしくみ

では、排尿のしくみを簡単にご説明します。

腎臓でつくられた尿はいったん膀胱に溜められます。膀胱は薄い筋肉のようなもので伸縮性があり、約600ミリリットルの尿を溜める能力があります。

この膀胱に半分ほど尿が溜まったあたりから、脳に信号が伝えられ、我慢するか排尿するかの判断を下すことになります。

「排尿する」となれば、脊髄（せきずい）をとおして指令が伝えられ、尿道を開き、膀胱がポンプのように収縮して尿を押し出すわけです。

排尿障害の原因のひとつは、老化による膀胱の筋力低下です。

伸縮性が失われて、尿をあまり溜められなくなり、頻繁に尿意を覚えるようになります。また尿を押し出す力も弱まるので、排尿しても膀胱に尿が残ってしまい、すぐに尿意を覚えてしまいます。

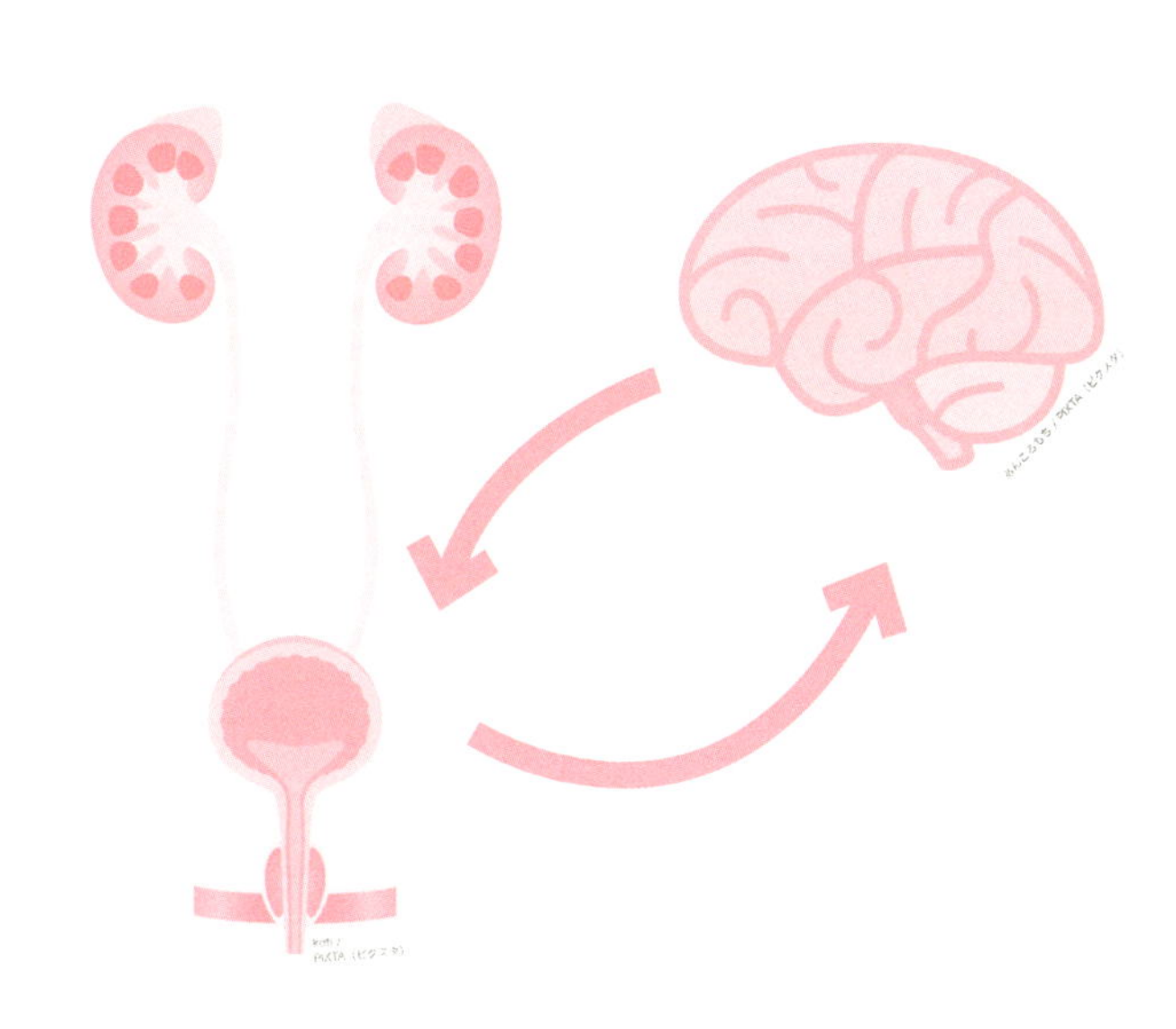

あるいは、尿が尿道に残って漏れ出すことも起こります。

これに加えて、臓器の圧迫も排尿障害を助長します。

女性の場合、歳をとると子宮、膀胱、腸全体を吊っている膜や筋肉（骨盤底筋）が緩み、内臓の位置が下がってくる「下垂」が起こります。特に多産だった方は、子宮が何度も伸縮を繰り返したために、ことにそうなりやすい傾向があります。

この下垂した内臓は、骨盤の狭いところにはまり、子宮がただでさえおとろえている膀胱を圧迫して、頻繁に尿意を覚えることになるのです。

ただし、頻尿の原因はこれだけではありません。こうした臓器の老化に加えて、さらにメンタル部分も大きくかかわってくるのが、排尿障害の厄介なところなのです。

自信喪失が、さらに頻尿を助長する悪循環へ

脳が膀胱からの信号を受け取り、そこから脳が判断して膀胱に排尿の指令を出すのですから、メンタル面の影響は非常に大きなものがあります。

頻尿・尿もれを起こすようになると、排尿に対して自信がなくなります。

特に外出先では不安になり、「いまのうちに行っておかないと」と、ますます頻繁にトイレに行くことに……。ついにはまだ膀胱に余裕があっても、不安になっただけで尿意をもよおすようになります。なかには水の音を聞いただけで、尿意を感じる方もいます。

肉体的なおとろえから排尿機能が低下することで、メンタルもそれに引きずられるようにバランスを崩し、それがさらに排尿障害を加速するという悪循環に陥ってしまうわけです。

排尿障害は、こうした膀胱の筋力低下、内臓による圧迫、メンタルなどの要因が複雑に絡み合って起こるため、対処が難しい症状なのです。

ちなみに、頻尿の定義はなかなか難しいのですが、夜中に2回以上トイレに行き、生活

に支障をきたすのが夜間頻尿。昼は8回以上が頻尿、あるいは排尿障害の目安となります。

では、次はこうした排尿障害に対する治療法についてお話ししたいと思います。

自分の〝膀胱力〟を信じること

エコーによる検査と投薬治療

病院でよく行われているのは、膀胱の収縮力の検査です。

トイレ直後、本人が尿を出しきったと思える状態で、エコー検査により膀胱のサイズを測ります。すると排尿直後にもかかわらず、膀胱が収縮しきれずに尿が残っているかどうかがわかります。この様子を見て投薬等の治療が行われるわけです。

骨盤底筋体操

女性の場合は内臓の下垂を改善する「骨盤底筋体操」というのがあります。肛門と膣を締めながら行う運動で、ネットで検索すると詳しいやり方が紹介されているはずです。

夜寝る前、または朝、布団の中で仰向けの姿勢のまま、お尻の穴を締めるように力を入れながら、軽くお尻を持ち上げます。数秒お尻を持ち上げたあと、楽にします。これを10回ほど繰り返しましょう。

朝はまだ体が硬いので、少し軽いストレッチをしたあとに取り組んでくださいね。

ほかに、電車に乗っているときにつり革につかまりながら、同じようにお尻の穴を締めるように力を入れ、かかとを少し浮かせて立つ動作もおすすめです。

すぐには効果が出ないと言われていますが、私の周囲では、朝にやっておくと、その日は調子がいいという声をよく聞きます。

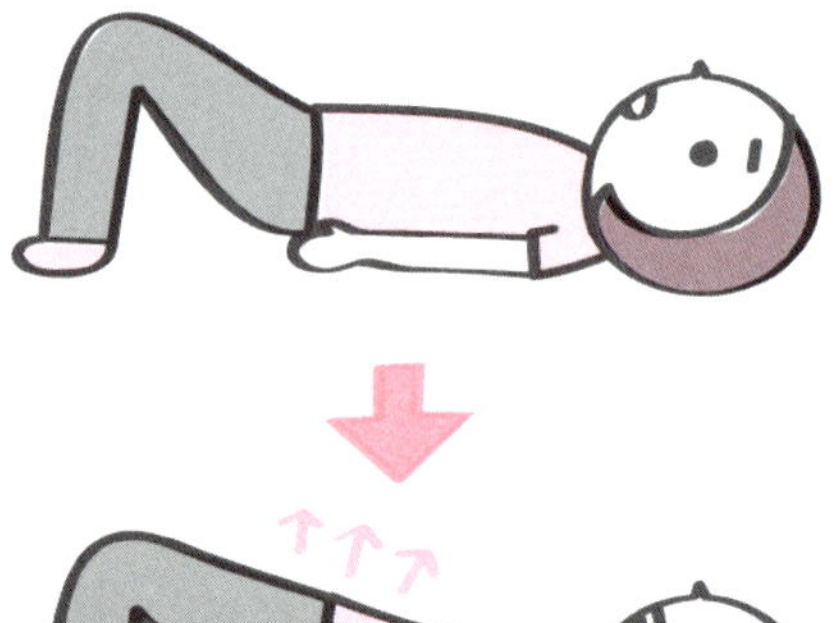

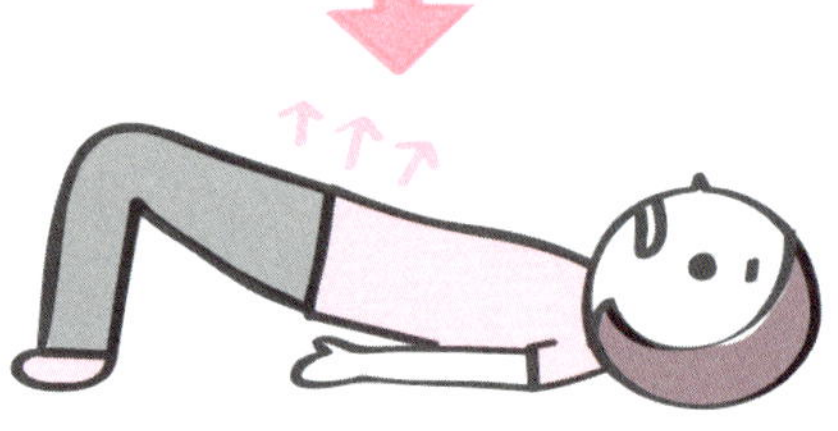

膀胱トレーニング

それから「膀胱トレーニング」というのも行われています。尿意を感じたら5分から10分だけ我慢する、という簡単なものです。

これは膀胱の機能回復と、メンタル改善の両方に有効です。

膀胱にはもっと尿を溜める余力があるにもかかわらず、すぐに尿意のスイッチが入ってしまうのが頻尿のよくあるパターンです。そこをちょっとだけ我慢することで、膀胱の尿を溜める機能を呼び起こすわけです。

これは我慢する経験を積み重ねることで、不安からすぐに尿意のスイッチが入ってしまう習慣から脱することにもつながります。自信喪失状態から、自分の膀胱への信頼を取り戻すメンタルトレーニングとも言えます。

極端な水分の制限は危険です

とにかく排尿障害については原因もさまざまな上に、それらが絡み合うことも多いので、一概に対処法を言うのは難しいものです。お悩みの方は〝悪循環〟に陥る前に、一度、泌尿器科にご相談することをおすすめします。

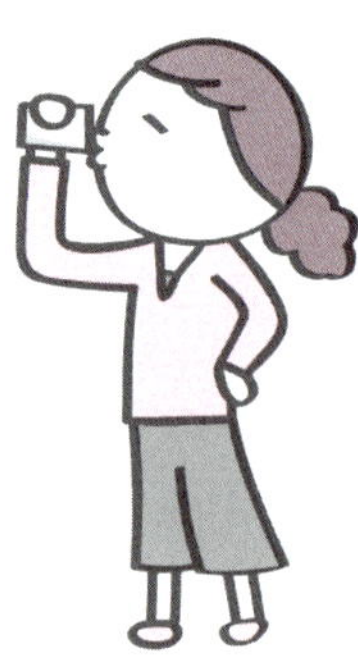
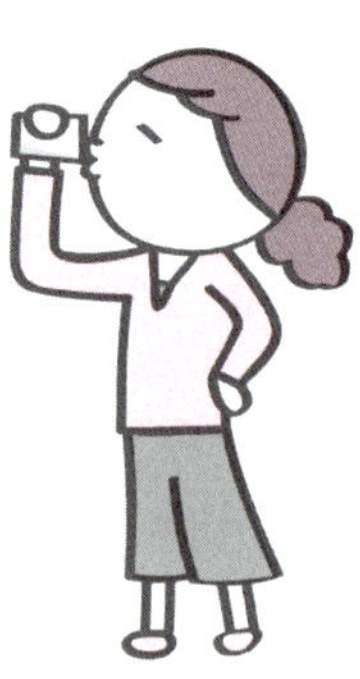

問題が問題だけに、女性は診察台に上がるのが恥ずかしくて病院に行きにくいかもしれませんが、最近では「女性泌尿器科外来」というのも増えています。ここでは婦人科並みのプライバシーへの配慮が行われています。不安な方は、こちらでご相談してはいかがでしょうか。

なお、トイレの回数を減らすために水分を控える方がいらっしゃいますが、腎臓を守るためにも水は必要なので、1日に1～1・5リットルは飲むようにしてください。ただし夕方からはやや控えめに。カフェインやアルコールも避けたほうがよいです。

歳をとればある程度の排尿障害は仕方がないのですが、夜中に二度三度とトイレに行くようでは、昼間の生活がつらくなります。映画やコンサートも、トイレを気にしていては楽しめません。

中高年からのクオリティ・オブ・ライフを維持するためにも、〝膀胱力〟を高める努力はしておきたいものです。

4 不眠とどうつきあうか

加齢とともに睡眠時間が短くなるのは当たり前

中高年になると、どうしても睡眠の質も量も低下して、不眠を訴える人が少なくありません。これは〝眠る体力〟が加齢で落ちてきているためで、ある程度は仕方がありません。眠るにも体力がいるのです。

必要な睡眠時間というのは、10代からどんどん減っていきます。歳をとれば活動量も減りますし、基礎代謝も減りますから。

つまり見方を変えれば、「それほど眠らなくてもいい体になった」とも言えます。

ここをしっかり認識してほしいですね。以前とは体が変わっているのです。

さらに「眠れない」と不満を感じる方に知っていただきたいのは、睡眠には個人差があるということ。眠りのパターンは人それぞれなのです。

「1日8時間は寝なくちゃいけない」とか、「若い頃には9時間、10時間眠れたのにおかしい」

とか、他人や若い頃の物差しで判断すべきではありません。そういうネガティブな考え方から不満を募らせるのは、睡眠には逆効果です。

1日に4~5時間しか眠れなくても、それで社会生活に支障をきたしていないのなら問題ないわけです。

30分以内の昼寝は健康によいとも言われますので、眠くなったら、積極的に昼寝を取り入れてもいいと思います。

決まった時間に起きることが、安定した睡眠につながる

眠れなくて死んだ人はいません。要はあまり深刻に考えないことです。体力の低下が睡眠の質と量の低下につながっていると言いましたが、「不眠症」となると体力ではなく、むしろ心の問題です。

これは社会的なルールに縛られていることも大きいかもしれません。会社に行くために毎朝6時に起きなければいけない、とか。

「いま、午前3時だから、もう3時間しか寝られない。それなのにまだ寝つけない。明日は大事なプレゼンがあるのだから、ボンヤリした顔をしていられない。どうしよう!」というように、眠れないという焦燥感と、パフォーマンスの低下に対する予期不安が、不眠症のきっ

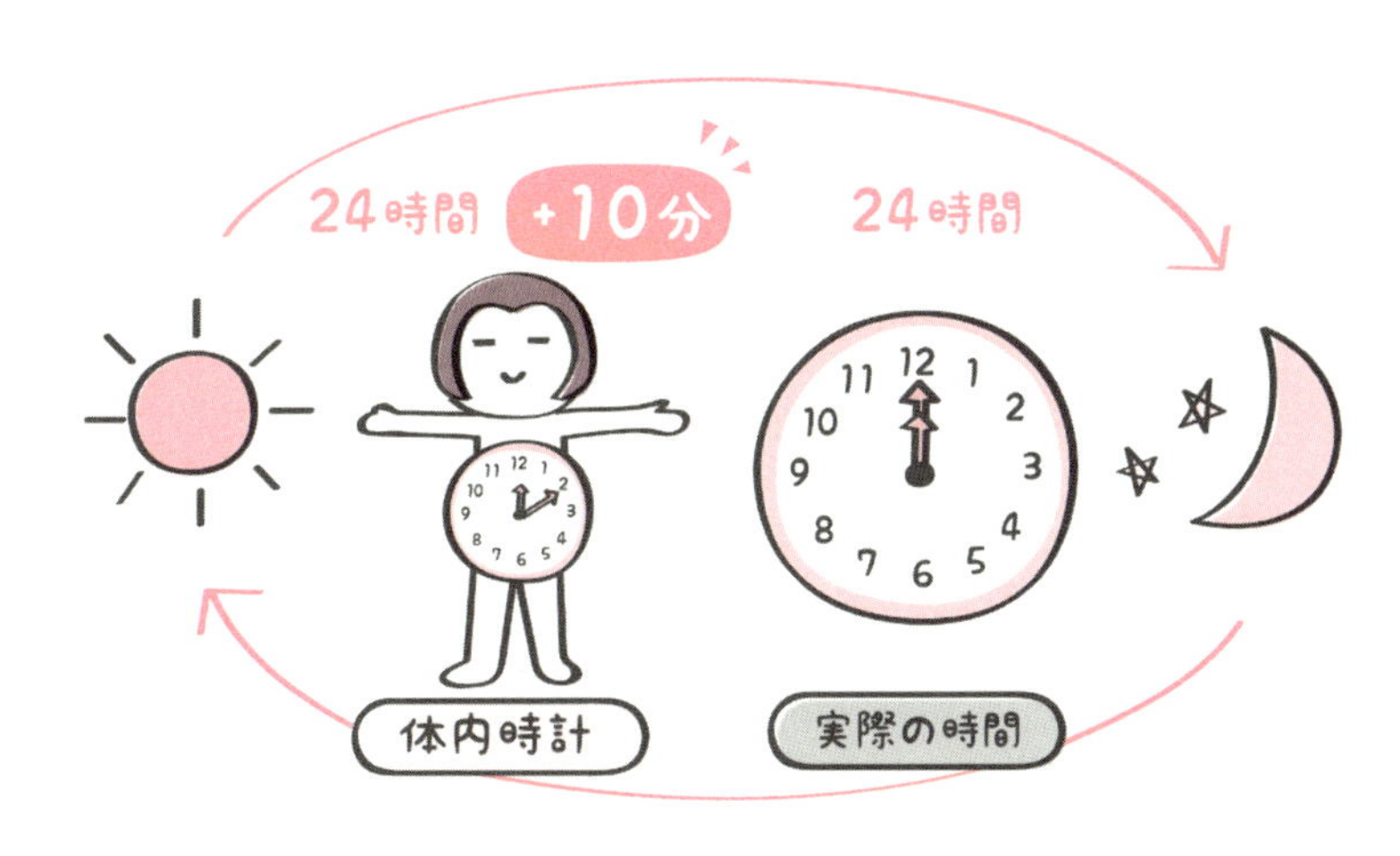

かけになることもあります。

ただ、**起きる時間を決めること**は、安定した睡眠を得るのに大切です。

人間の体内時間というのは、1日が24時間よりもちょっとだけ長いのです（平均して24時間10分程度と言われています）。だから放っておくと、少しずつ後ろにズレます。

かといって自然にまかせて、昼間寝て夜中じゅう起きているというのも、社会生活上うまくありません。

夜更かしが続いても、朝に決まった時間に起きることで、一定のところで疲れが溜まって早く眠たくなります。こうして補正されていくわけです。

眠れなくても、光の刺激は避けてリラックスする

眠くならないなら、眠くなるまで横になってラジオを聞くのもいいと思います。体を横たえるだけでも休息にはなっていますから。

深夜ラジオのファンには意外に中高年が多いようです。NHKの『ラジオ深夜便』などは人気がありますね。あまり騒がしくなく、気持ちを乱さない点が喜ばれているのでしょう。夜、1人で眠れずに起きていると不安になるという方がいらっしゃいます。みんなが寝ているはずの時間に、私だけが起きている、と。でもラジオをつけると、そんな人がいっぱいいることがわかります。ちょっと安心できるのではないでしょうか？

CDで落語を聞いてから寝るという方もいらっしゃいますね。毎日、寝る前に聞く落語をいくつか決めているそうです。新作よりも古典のほうが健やかに眠れるとか、人によっていろいろ好みがあるみたいです。

加齢で体も変わるのですから、眠れないことにクヨクヨしない、無理に寝ようとしないというのは大切です。厚労省が出した「睡眠12箇条」にも、「眠くなってから寝床(ねどこ)に入る」

とあります。

ただし気をつけてほしいのは、眠れないからといって夜中になってもがんがんテレビをつけて、目からの刺激を受け続けていると、覚醒のスイッチが入ってしまうこと。そうなると、とことん疲れるまで眠れなくなってしまいます。

睡眠と光の刺激というのは密接な関係があって、最近では不眠の原因に、夜中までスマホを使い続けることが指摘されていますね。

いつまでも光や刺激的な音で脳に刺激を与えていたら、よい眠りは得られません。眠れずとも部屋を暗くして、リラックスしているのが、結局は安定した睡眠への近道です。

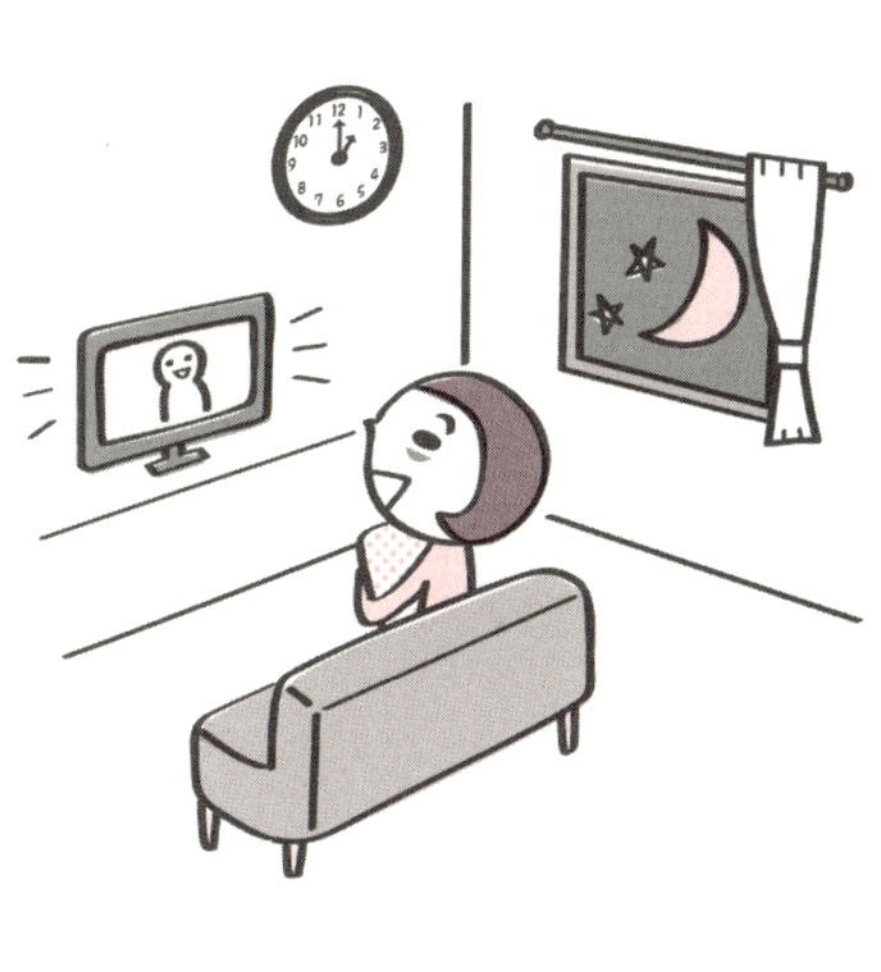

一度温めて、少しずつ体温を低下させる

また、体温の変化も睡眠にはかかわっています。まず寝る1時間くらい前に、湯船に浸かっ

たり軽いストレッチをしたりして体を温めましょう。その後に手足から熱を放散させて、内臓や脳の体温を下げることで、よい眠りが得られると考えられています。

湯船に浸かったりストレッチをしたりする余裕もないという方は、せめて首元や足首を温めてみてください。ネックウォーマー、レッグウォーマーで構いません。レッグウォーマーで足首を温めることは、朝方の足のつりを防ぐ効果もありますよ。

いずれにせよ、睡眠の時間や深さにあまりこだわらず、刺激を避けて心と体を休めることを心がけてはいかがでしょうか。

それでも眠れないことにストレスを感じる方、決まった時間にしっかりした睡眠をとりたい方は、睡眠導入薬や軽い安定薬を利用するのも、必ずしも悪い方法ではありません。

使用方法を守り、あくまで一時的に利用するという気持ちであればですが。

これは、ホームドクターに相談してみてください。

参考として、厚生労働省の示している睡眠の指針を紹介しておきましょう。

健康づくりのための睡眠指針 2014
「睡眠 12 箇条」

1. よい睡眠で、体もこころも健康に
2. 適度な運動、しっかり朝食、ねむりとめざめのメリハリを
3. よい睡眠は、生活習慣病予防につながります
4. 睡眠による休養感は、こころの健康に重要です
5. 年齢や季節に応じて、ひるまの眠気で困らない程度の睡眠を
6. よい睡眠のためには、環境づくりも重要です
7. 若年世代は夜更かし避けて、体内時計のリズムを保つ
8. 勤労世代の疲労回復・能率アップに、毎日十分な睡眠を
9. 熟年世代は朝晩メリハリ、ひるまに適度な運動でよい睡眠
10. 眠くなってから寝床に入り、起きる時刻は遅らせない
11. いつもと違う睡眠には、要注意
12. 眠れない、その苦しみをかかえずに、専門家に相談を

（厚生労働省「健康づくりのための睡眠指針 2014」より）

5 中高年にうつ病多発！ 加齢は心にも影響を与えます

脳の老化と環境の変化による「喪失感」が引き金に

ここではメンタルの問題、うつ病を取り上げたいと思います。

最近では若者のうつ病や自殺の問題がよく取り沙汰（ざた）されますが、元来、うつ病は高齢者に多い病と言われていました。悪化すると自殺の原因にもなる怖い病気です。うつ病の症状は個人差もありますが、以下が代表的なものです。

・眠れない、眠りが浅い
・憂（ゆう）うつな気分に支配され、わけもなく悲しい、何の希望も持てない
・興味や喜びの感情を失い、何をしても楽しくない、何かをしたい気持ちもなくなる
・食欲がなくなる
・性的な関心や欲求が低下する

・人と会うのがうっとうしく、自分の世界に引きこもり、外との交流を断つ

心の病は原因を特定するのは難しいものですが、中高年からのうつ病に関しては、脳の老化やホルモンの減少や乱れ、環境の変化による「喪失感」がよく言われています。

まずひとつは脳の老化。特に視床下部の働きの低下が、大きく影響していると考えられます。視床下部は体の内外の刺激を感じ取り、脳内で整理した上で、体の各器官にどう反応するかを指令します。

この働きが低下することで、外からの刺激に、以前のように素早く反応できなくなります。“感じる力”の低下とも言えるかもしれません。たとえば若者が爆笑しているお笑い番組が、どこが面白いのかわからないといったようなことです。

また性ホルモンや成長ホルモンの分泌量の減少、あるいはバランスの崩れも心の有り様(ありよう)に影響を与えます。

性ホルモンは「心の若さ・元気」の素でもあるので、楽しさを感じにくくなりがちです。若い頃はくだらないことでも笑えたのに、なかなか笑えなくなったりします。

そして疲労を回復してくれる成長ホルモンの低下により、体が疲れやすくなり、このことも心から活力を奪っていきます。

もうひとつの環境の変化ですが、中高年とは生活サイクルが大きく変わる時期でもあります。

退職することで、それまでの人間関係、交友関係が一変することもあるでしょう。仕事ひと筋だった方は、急に周りから人がいなくなったように感じるかもしれません。

専業主婦であれば子どもたちが巣立つと、自分を頼る人がいなくなったことに寂しさを感じることもあります。そして歳を重ねると、親や友人など、身の回りの大切な人が次々と亡くなっていきます。

これに加えて、体全体のおとろえがはっきり表れる時期でもあります。以前は当たり前にできた動作や運動ができなくなり、少なからずショックを受けることがあります。

こうしたさまざまな「喪失感」が、将来の希望や自分の存在価値に疑問を抱かせ、中高年のうつ病の引き金になるとも言われています。真面目で責任感の強い人ほど、なりやすい傾向があります。

見過ごされやすい高齢者の「うつ病」のサイン

うつ病のサインは人によってさまざまですが、まず不眠が挙げられます。不眠と言うより「不眠感」と言ったほうがいいかもしれません。ある程度の時間、眠ってはいても疲れがとれない、寝た気がしない。

また、「何をしても面白くない」がうつ病の代表的な症状と言いましたが、特にそれまで大好きだった事柄（ことがら）に、急に興味がなくなるというのは危険なサインです。

あんなに大好きだった音楽だったのに、聴きたくなくなってしまった。大の読書家が、本を読まなくなった。熱心だった習い事をパタリとやめてしまう、などです。

ここで厄介なのは、高齢者のうつ病の場合、認知症と紛らわしい部分があり、周囲からは「歳だから」と見すごされがちなところです。

笑わなくなってしまった子どもには、周りも「どうしたの？」と心配しますが、高齢者がむっつりした顔をしていても、外出が減っても、「歳をとればそんなもの」と思ってしま

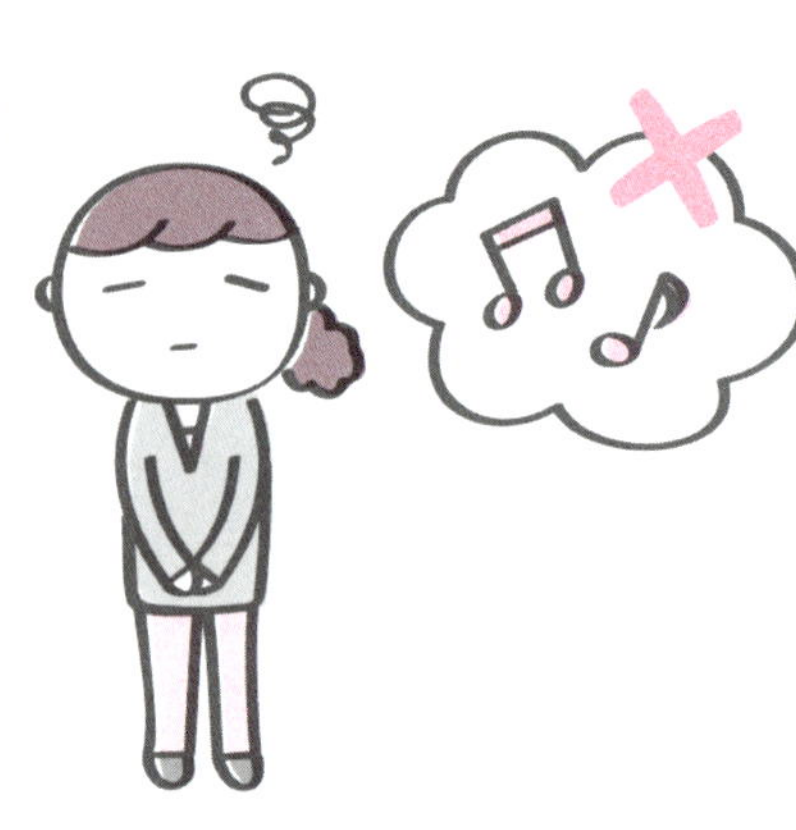

う人が多いのではないでしょうか?

また、うつ病と似たような症状でも、別の病気の場合もあります。

私の診察した例では、子どもが巣立っていった途端に、体を動かす気力がなくなってしまった女性がいました。

最初はうつ病を疑っていたのですが、調べていくうちにパーキンソン病であることがわかりました。

パーキンソン病もうつ病も、脳のセロトニンという共通の神経伝達物質、最近は通称、「幸せホルモン」と言われる物質の低下がかかわっていますから、うつ症状が出てくるのも不思議ではありません。

気になったら一度診てもらう

精神科にかかるというと、抵抗がある方もいらっしゃるかもしれません。しかしメンタルクリニックや心療内科という言葉が生まれ、世間の意識も少しずつ変わり、以前ほど大げさなものではなくなりました。

気になったら、軽い気持ちで一度相談するといいと思います。

薬物療法

治療法にはまず薬物療法があります。

さまざまな抗うつ薬や、加えて抗不安薬。睡眠がしっかりとれれば元気になる方には、そのための薬が処方されます。

認知行動療法

薬に抵抗がある方には、「認知行動療法」というのが、最近ではよく行われています。

これはうつ病に限らず、不眠や神経症、認知症などにも広く使われている方法です。うつ病で休職していた方が、復職する際にもよく利用されています。

大まかに言うと、自分の行動を客観視し、より前向きな考え方や行動をする習慣を身につけようとするものです。

たとえばお店にボールペンを買いに行ったとします。そのときに自分のほしいペンが1本しか残っていませんでした。そのときにどう感じるか。

「あ、1本しかない。自分が手を伸ばす前に売れてしまうかも」と焦燥感を感じるか、あるいは「ラッキー！ 私のために残ってくれていた」と、ハッピーな気持ちを抱くか。

この場合は、後者のように考えたほうが、そのボールペンでよいものが書けるし、次もハッピーな生活ができるよ、という考え方です。うつ病になると何かと否定的な考えに陥りがちですから、それを改善していこうというアプローチです。

レポートを書いてもらう場合もあります。1日の生活を振り返り、その日に起こったよいこと、悪いことをリストアップします。

次にそれぞれの出来事で、自分がどう考え、どう行動したかを書いてみます。それらについてカウンセラーと話し合うことで、自分の考え方の癖(くせ)を自覚できるわけです。

こういったカウンセリングの目的は、カウンセラーが病から救ってくれるというより、自分の考え方を整理し、自ら本当の自分を取り戻すものと言えるでしょう。

ただし、この種の治療は医師やカウンセラーとの相性に左右される面があります。また、人間関係で悩んでいる人などに相対する場合は、治療する側もある程度の人生経験を必要とするでしょう。

単に話が合うとか、不平や不満をただ黙って聞いてくれるというのではなく、自分の行動を客観視できるよう、うまく導いてくれるかどうかが重要になってきます。この見極めは、なかなか難しいものです。

ありのままの自分を受け入れる。鍵は「オープンマインド」です

最後に予防法について申し上げたいと思います。

中高年からのうつ病の原因として、「脳の老化やホルモンバランスの崩れ」と「環境の変化による喪失感」を挙げました。

このうちの「脳の老化」については、当たり前の言い方で申し訳ありませんが、規則正しい生活とバランスのよい食事、適度な運動、趣味など毎日を楽しむこと、新しい体験に積極的に取り組むなどの五感を鍛える生活、そしてしっかりと睡眠をとることです。

最近では、睡眠の最初の3時間に成長ホルモンが分泌され、体の疲れをとってくれることがわかってきています。この時間に深い睡眠をとることが大切です。

何時から寝ても大丈夫という考え方もされていますが、私は午前中に日を浴びる生活は大切だと感じています。自分に合った生活リズムを築いてください。

続いて「環境の変化による喪失感」にどう対処するか。変化に負けないメンタルをどう保つのか。

やはり、人とのかかわりが大切だと思います。何かを失っても、仲間が心の支えになるものです。

本当は在職中や子育て中から、地域や趣味などで多様な人間関係をつくっておくのがいいのですが、それを始めるのに時期は関係ありません。

新しい人間関係を築く鍵は、自分の殻を破れるか、ありのままの自分をさらすことができるかです。要はオープンマインドでいられるかどうか。

それがあれば、いずれ新しい仲間や居場所を見つけることができると思います。仕事で生まれた人間関係よりも、しがらみがない分、むしろいい関係が築けるかもしれません。

仕事中心の生活を送っていた人ほど、在職中の価値観やメンタリティに囚（とら）われがちです。いま一度、自分を見つめ直してはいかがでしょう。


実はうつ病治療として、「自然の中に身を置く」「動物と触れ合う」「農作業」などが有効だとも言われています。それは自然や動物・植物が〝ありのまま〟だからではないでしょうか。動物や植物は、清々しいほどにただ生きているだけです。

それだけで十分ではないですか。

ぜひ、ありのままの自分を受け入れてあげてください。

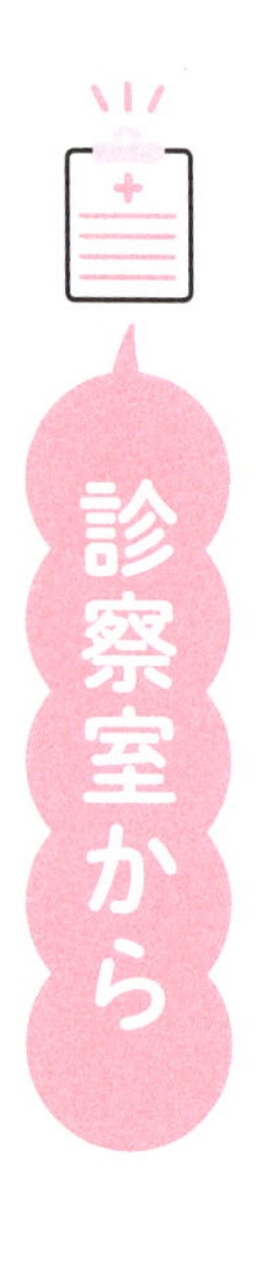

排尿とメンタルの不思議な関係

60歳を迎えても、まだまだ体にキレがあるCさん。月に2～3度のゴルフが何よりの楽しみです。そのCさんが、頻尿を訴えてクリニックにやってきました。

ところが尿の頻度を尋(たず)ねると、それほどの回数ではありません。ちなみに頻尿と診断される基準は、前述したように日中8回以上、夜間2回以上です。

ただしゴルフに行ったときに限って、頻繁に尿意を覚えるそうで、まるでプレーを楽しめないと言うのです。

「これは膀胱のせいというよりも………」との思いもかすめましたが、念のため、泌尿器科の先生にも診てもらうことにしました。

すると下された診断は「過活動膀胱」。排尿筋が過剰に活動することで、膀胱に溜まった尿の量にかかわらず尿意が発生し、頻尿になるものです。

それならばと、膀胱の筋肉を緩めて、収縮を抑える薬を基準量で処方したところ、今度は尿意をさほど感じることなく、尿がさみだれ状態に出続けることに。薬が効いているあいだはトイレから出られない事態になりました。Cさんには薬が効きすぎたようです。

そこで薬の量を半分にすることで、無事、頻尿は抑えることができました。いまではゴルフに行くときだけ服用してもらっています。

さてここで気になるのが、Cさんがゴルフに行ったときしか頻尿にならなかったということ。基本として膀胱のおとろえはあったと思いますが、やはり原因はメンタルな部分が大きかったのでしょう。

ゴルフ場というのはすぐにトイレに行ける場所ではないですから、もしかしたら以前に慌てたことがあって、その記憶が残っていたのかもしれません。

頻尿治療では精神安定剤を処方することもあります。排尿とメンタルの関係の深さを感じずにはいられません。

70

「フレイルサイクル」にご用心。〝食べる力〟を維持しましょう

70代

まだまだこれから！加齢による衰弱を防ぎ、人生をいつまでも楽しもう

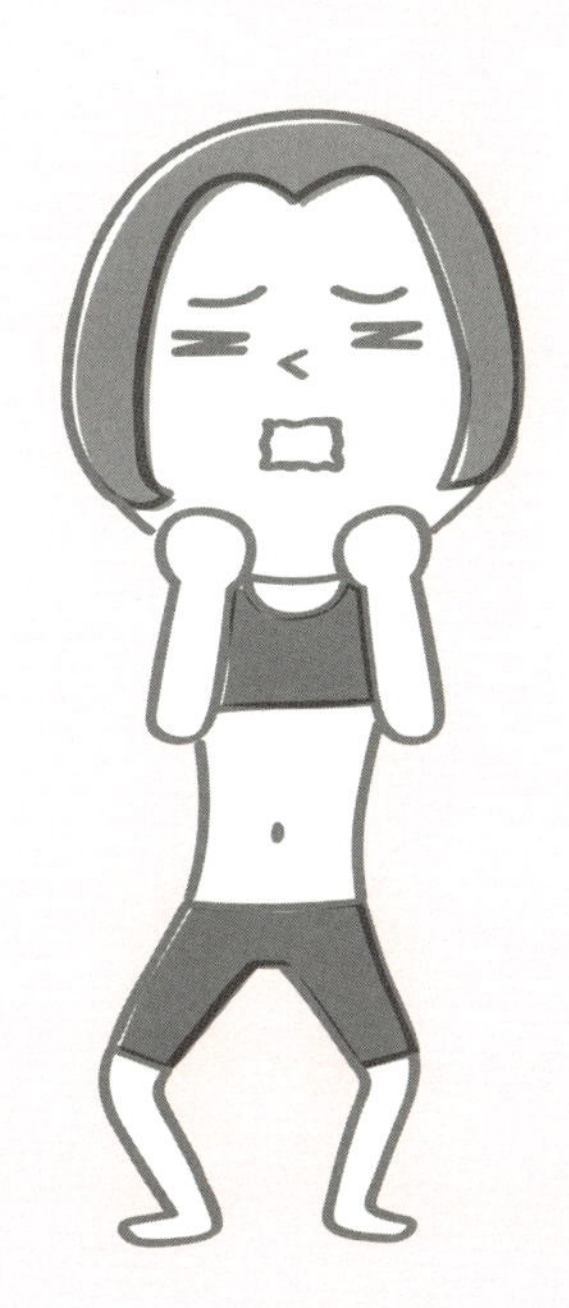

70

70代女性のカラダには何が起きているの？

寝たきりにもならない！
私は絶対にボケない！
人生、最後の最後まで楽しんでやる!!

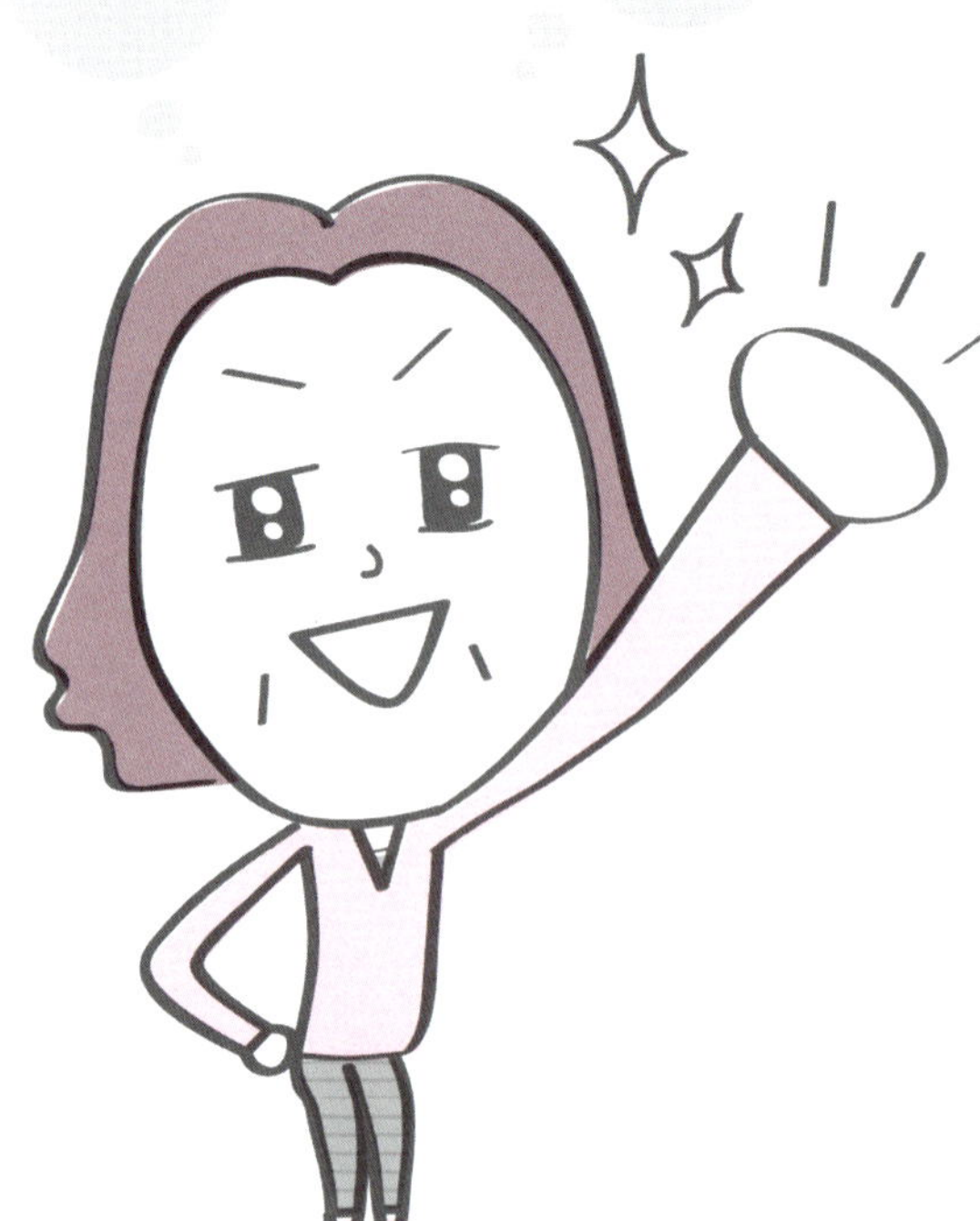

ストップ！ フレイルサイクル "食べる力"を失わないで

60代の章で、筋力低下のスパイラル「ロコモティブシンドローム」を紹介しましたが、実はこれには続きがあります。活動量が落ちることによる食欲不振と低栄養状態です。

ロコモにより活動量が低下するせいでお腹が減らず、食事量が低下。慢性的な低栄養状態となり、さらに筋肉が落ちていく……まさに悪循環ですね。

「フレイル（虚弱）サイクル」と呼ばれるもので、このサイクルに落ち込むと、みるみる体力が失われていきます。要するに、見た目も体の中身も急速に老け込みます。

さまざまな病気を引き起こすとともに、まさに本格的な「寝たきり」への第一歩となる、と言っても過言ではありません。

70代からは動ける体に加えて、食べられる体でいられるかが重要です。70代のキーワードは「しっかり食べる」です。

加齢により食が細くなるのは、ある程度は仕方がないのですが、この年代からは過度の

フレイルサイクルの構図

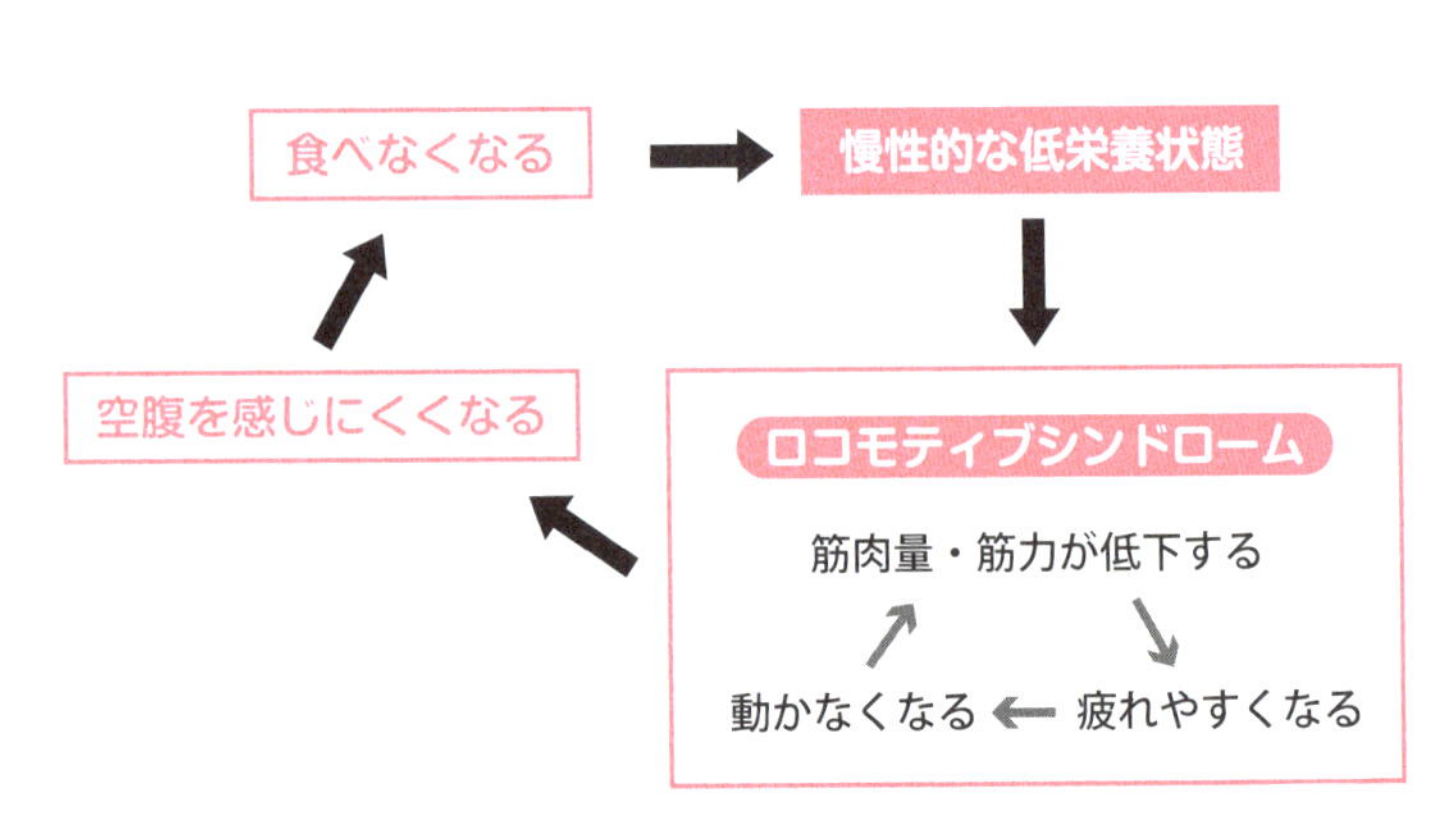

肥満は別として、決して痩せないことも重要になってきます。

痩せることで骨折もしやすくなりますし、手足だけでなく飲み込む（嚥下）筋肉も落ちることから、誤嚥性肺炎のリスクも高まってしまいます。

ですから、「歯周病」のページでも述べましたが、口腔の健康を保つこと、美味しく自分の歯で食べられることは、この年代に至ってはことさら重要になってきます。

しっかり食べ続けることは意外に難しい

食べるためには、動いて空腹を感じなければなりません。そして動く体力を保つためには、食べなければいけません。

卵とニワトリのような関係ですが、「じゃあ、頑張って動きましょう」で済むほど、ことは簡単ではありません。

この年頃になると、活動量の低下だけでなく、味覚や嗅覚のおとろえから食への興味を失うこともあります。歯や歯ぐきにトラブルがあればなおさらです。

食べるにしても、そこにモチベーションが湧かなければ長続きしないものです。漠然とした「健康」目的では、食べることはついおろそかになってしまいます。

要するに精神的にも肉体的にも〝楽しく〟食べられるか。

それは個人の生き方にもかかわることであり、医学ではままならない世界に入っていかざるを得ません。ただの医者にすぎない私では力不足かと思いますが、なんとか対策を後述したいと思います。

認知症ときちんと向き合う水分補給も意識的に

このほか、早い人では40〜50代から始まっているのですが、「物忘れ」ということも、頻繁に起こるでしょう。

物忘れと認知症は、実はなだらかな坂のようにつながっています。

そして認知症は、多かれ少なかれ、誰もがなるものでもあります。ここは大らかに対応する度量を備えたいものです。

もちろん私自身も他人事ではありません。

また、身近な問題で言えば、70代にもなれば水分を体に溜めておく力もかなりおとろえています。自分の〝渇き〟にも気づきにくくなっており、熱中症になるケースが増えます。

この歳になると単なる「暑気あたり」では済まず、そのまま心筋梗塞などにもつながることがあります。夏はもちろんのこと、1年をとおして水分補給に気を配りたいところです。

体は少しずつ窮屈になってくるかもしれませんが、あきらめずに、いたわる心をいつまでも忘れないでください。

そして、人生を楽しむことを忘れないでください。

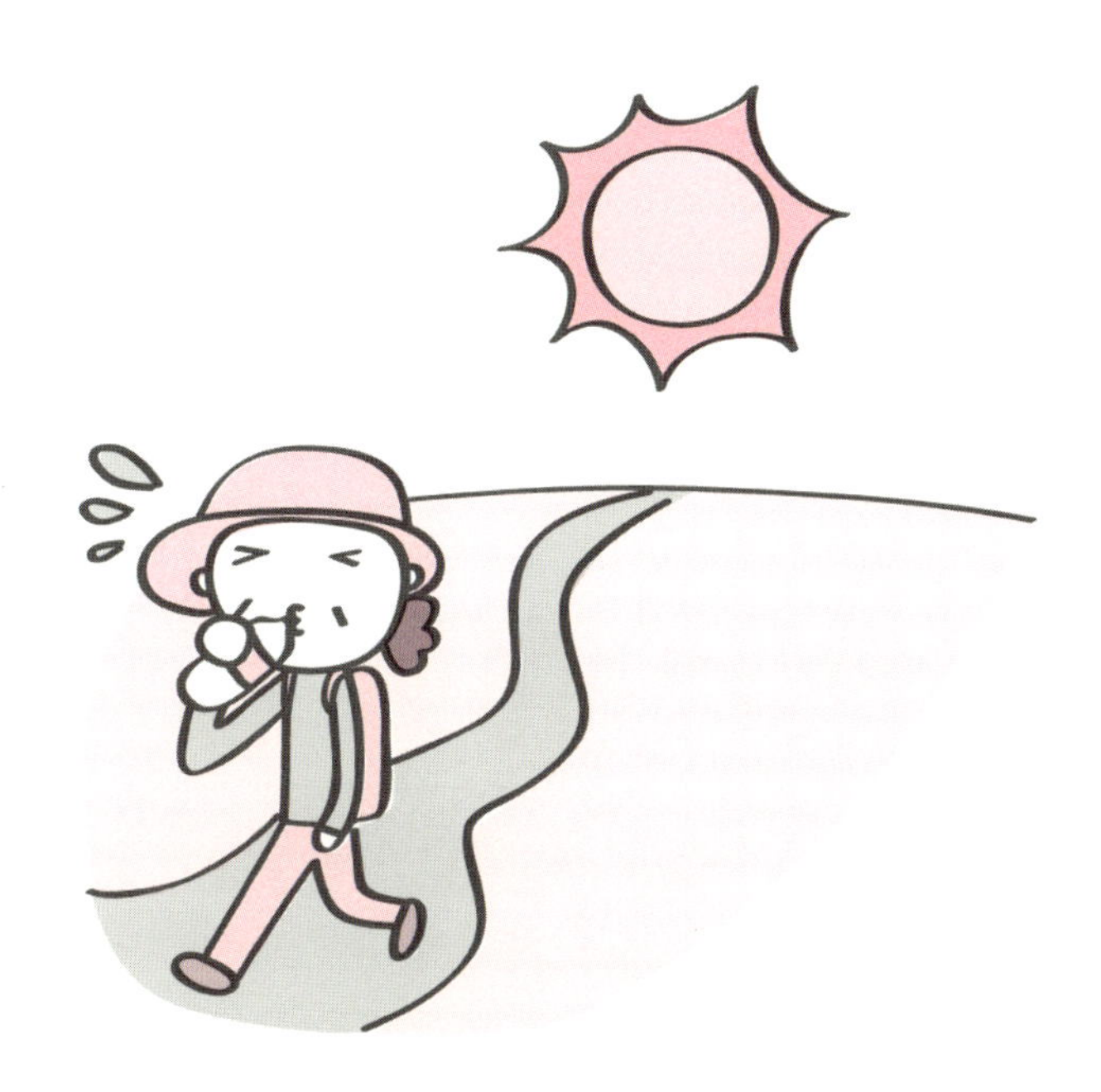

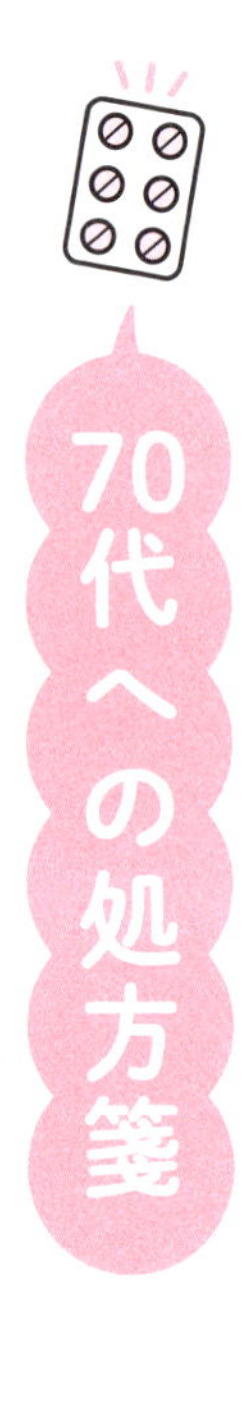

1 痩せてはいけません！

よく動き、よく食べるには、社会とのつながりが必要です

「フレイルサイクル」に陥らないためにも、とにかくこの年代からは痩せてはいけません。「痩せ」こそ、フレイルの引き金です。

よく動き、よく食べ、しっかり休む。フレイルではなく、こちらの幸せサイクルに持って行きたいものです。

しかし、よく動いてよく食べることは意外に難しいと、70代の章の冒頭で申し上げました。どちらも持続させるためには、楽しくなければなりません。

たとえば運動にしても、1人でただ黙々とスクワットを続けられるでしょうか？

筋力トレーニングは大切ですが、外出して人に会ったり、コンサートや映画に行ったり、

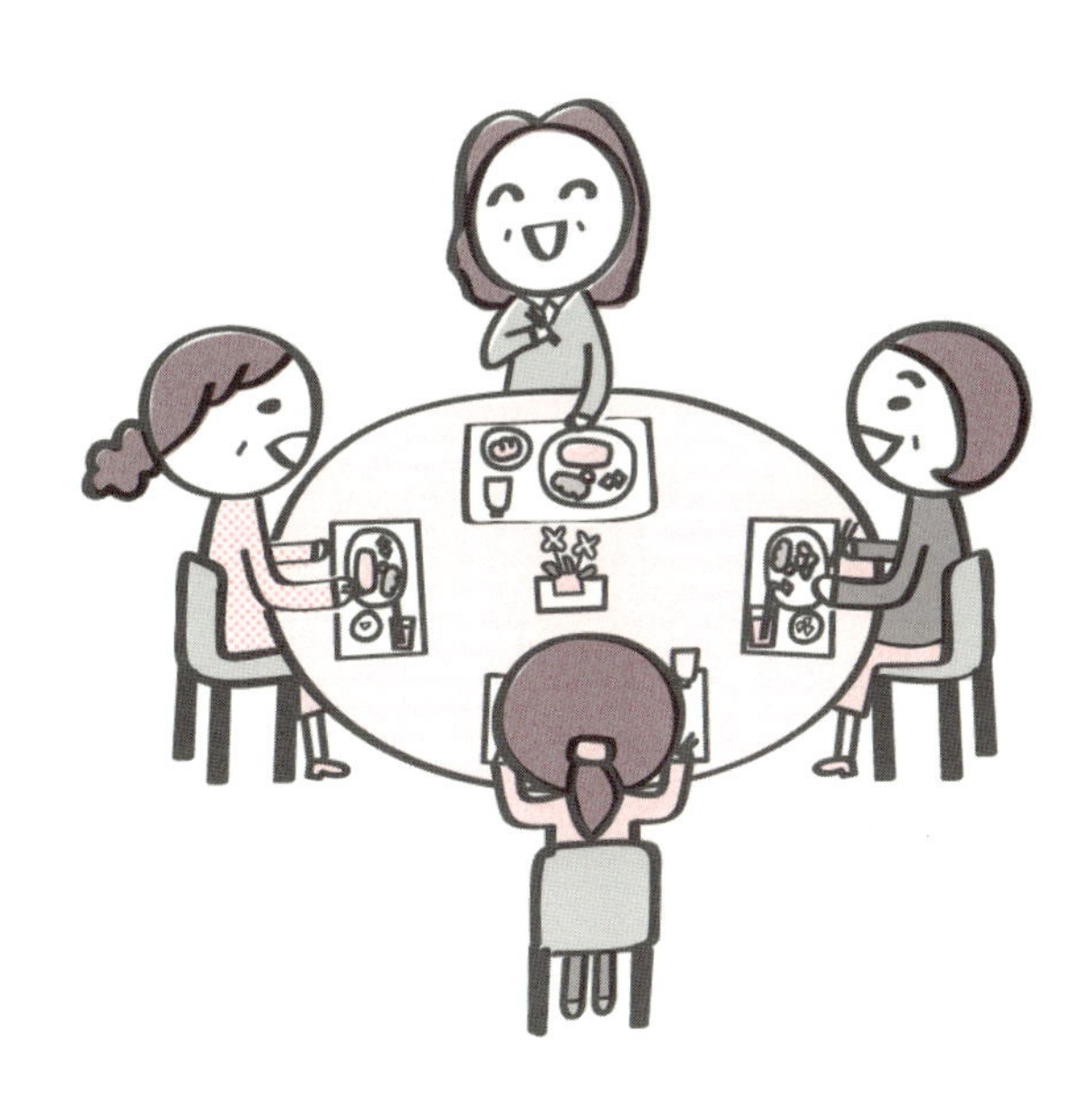

旅行をしたりするほうが、よほど楽しいはずです。

そして外出して好きなことをする体力を保つためと思えば、筋トレにも張り合いが出ることでしょう。

とにかくウインドウショッピングでも何でもいいですから、何か〝目的のあるお出かけ〟を心がけてください。

食事も同じことです。近年、1人暮らしの高齢者が増えているようですが、1人で黙って、あるいはテレビを眺めながら摂る食事は味気ないものです。食べることに対して、つい興味が薄れてしまうことでしょう。

やはり週に1回でも、誰かと一緒に

食べる機会をつくりたいもの。家族と同居なら、家族以外の人とも食べること。

どこかに旬のものを食べに行ったり、あるいは料理を誰かにつくってあげたり、つくってもらったり……食べる楽しさを誰かと分かち合う。この分かち合うことこそ、人生の醍醐味かもしれません。

要するに「動く」にしても「食べる」にしても、社会とのつながりが必要になってきます。それは仲間とのつながりと言ってもいいでしょう。

できれば若いうちから、そんな仲間をつくっておければいいのですが、オープンな気持ちで接すれば、何歳からでも友人はできるものです。そしていま、仲間がいる方は、そのおつきあいを大切にしてほしいと思います。

最近、無沙汰をしている友人がいたら、自分から会おうと声をかけてみてはいかがですか？

1日をトータルに考えて、バランスよく食べる

さて、では何を食べるかですが、もちろんバランスよく食べてください。炭水化物、タ

ンパク質、脂肪、野菜、発酵食品、などなどです。

特に注意したいのはタンパク質です。高齢者のタンパク質不足は最近、よく言われるところです。食が細くなると、どうしてもこってりしたものを避けてしまいがちですが、肉でも魚でも、あっさりとした味つけにできるはずです。

そういえばかの日野原重明先生は、90歳をすぎても週に1、2度のステーキを欠かさなかったとか。

しかし絶対的な食事量が減っているのですから、3食すべてバランスよくというのも、難しいかもしれません。

ならば1日の食事をトータルで考えてください。朝食、昼食でタンパク質が摂れていないなと感じたら、意識的に夕食は肉料理にしてみるとか、朝は必ず発酵食品を摂ることにするとか……。

以上、ご参考にしていただければ幸いです。明日も人生を楽しむために、どうかしっかり食べてくださいね。

2 いつのまにか熱中症になりやすい体になっています

加齢とともに体の水分量は減少する

夏になると話題になるもののひとつが「熱中症」です。高齢者が熱中症で救急搬送されたというニュース、耳にしたことがありますよね。

熱中症といっても経験のない方はピンとこないかもしれませんが、これがなかなか馬鹿にできません。暑くてぐったりするくらいならまだいいのですが、頭痛、めまい、こむら返りなどの症状が夏場に出たら、熱中症を意識してください。さらに症状が進むと、吐き気、嘔吐(おうと)、発熱でダウンということにもなりますし、心筋梗塞や脳卒中を引き起こす場合もあります。

昔は熱射病、脱水症などの呼び方もありましたが、いまでは「熱中症」と総称します。

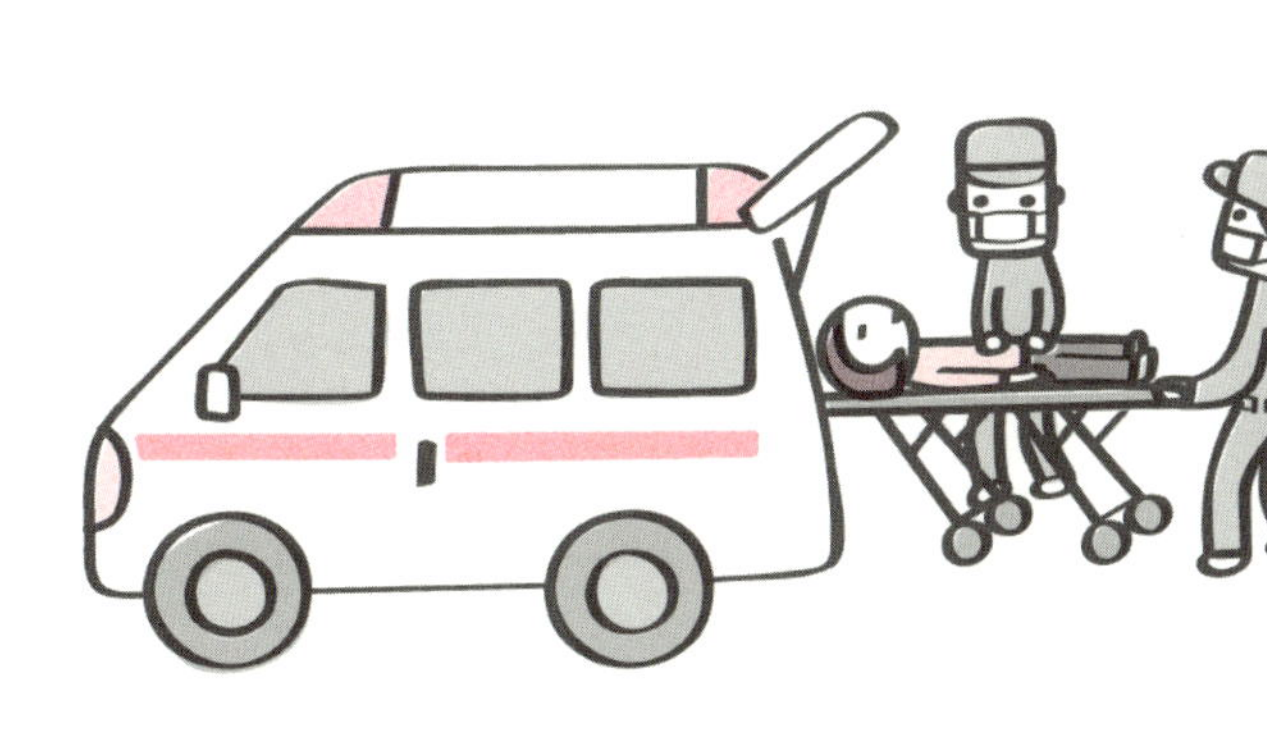

かつて脱水症と呼ばれたとおり、熱中症は体内の水分が低下した結果、汗をかくなどの体温調節機能がうまく働かなくなり、熱が体内にこもってしまうものです。

実は私たちは、加齢とともに熱中症になりやすい体へと変化しています。

まず老化により、もともとの体内の水分量が減少します。細胞の保湿能力が低下し、指先がカサつきやすくなったり、皮膚の潤(うるお)いがなくなっているのを実感しますよね。また、筋肉量が減少するので血流量も減り、そのぶん体の水分量が減っています。

さらに五感のコントロールを司る、脳の視床下部の機能が低下します。要するに若い頃よりも「暑さや渇き」を感じにくくなっています。

それゆえ、暑さを避けたり水分補給したりなどの対応策が遅れ、気づいたときには……となりがちなのです。

ちなみに平成29年の5月から9月のあいだに、熱中症により救急搬送された人は全国で5万2984人。その約半数が高齢者（65歳以上）でした（消防庁発表）。

自分の五感を過信していると手遅れに。室温計で確認を

予防方法は、もちろん早めの暑さ対策と水分補給です。

暑さ対策ですが、外出時の帽子、日傘は言うに及ばず、室内の過ごし方も注意が必要です。

「クーラーは嫌いだから使わない」という方がいらっしゃいますが、度がすぎるのは考えものです。毎年、多くの方が室内で熱中症になっています。

最近の住宅は密閉度が高いので、窓を開けたぐらいでは室温はそう下がりません。そして何しろ、歳とともに暑さを感じにくくなっているのですから！

自覚している以上に体温が上昇してしまう可能性があります。

自分の五感だけでなく室温計をチェックし、夜間も28度以下を保つように適切に冷房を利用しましょう。冷房がどうしても嫌いという場合は、寝室とは違う部屋にエアコンがあれば、そこから冷気をとるなど工夫してください。

「渇く」前に飲む

次に水分補給ですが、こちらも同様です。「渇き」を感じてからでは遅いので、早め早めの補給を心がけてください。夏は自分の五感よりも、量のチェックと回数で水分を確保したほうが安全です。

ではどれくらいの水分補給が必要なのでしょうか？

3食をきちんと食べると、1日に約1リットルの水分を食事から摂取していると言われます。このほかに、**飲料水として約1・5リットルが目安**です。

食事を1食抜いているのなら、さらに300〜500ミリリットル多めに摂取することを心がけましょう。

お茶でもいいのですが、カフェインの入っているものはあまり飲みすぎないように。

飲むタイミングは、基本は起床時、各食事のとき、入浴前後、寝る前です。

実は室内で熱中症になって救急車で搬送されるケースでは、朝方が多くなっています。

睡眠中は水分補給ができないので、トイレに何度も起きたくないからといって、夜に極端に水分を控えるのは考えものです。夜間にトイレに立つことが多い方は、その際に2～3口水を飲みましょう。

なお1回に飲む量は200ミリリットル程度が適量。スポーツ時や外出時は汗をかきますので、上記に加えて30分に1回の水分補給をおすすめします。

塩分の補給も言われますが、通常は食事から塩分は摂れていますので、よっぽど激しいスポーツや労働でもしない限り不要でしょう。

自分や周囲の人間が熱中症になってしまった場合は、まず涼しくすることです。衣服を緩める、または脱がせる。濡らした布を体にかけ、扇風機などで風を送る。保冷剤などで、首や脇、太ももなど、大きな血管のある部分を冷やすのも有効です。可能ならもちろん水分補給を。

いくつになっても夏はアクティブに過ごしたいものですが、年齢とともに熱中症になりやすい体になっていることをお忘れなく。

3 記憶障害は誰にも起こります！早いうちから心構えを

認知症の入り口でもある〝物忘れ〟質の変化に注意しましょう

記憶障害とは、いわゆる「物忘れ」のことです。誰にでもありますよね。私もしょっちゅうです。記憶力の低下はすでに40代から始まっており、珍しいことではありません。

しかし物忘れは認知症の入り口でもあり、２つのあいだは〝なだらかな坂〟のようにつながっているのです。私自身も、すでにかなり坂を下っていると認識しています。認知症はもはや親の世代だけでなく、私自身の問題です。他人に社会的迷惑をかける段階となれば、対応を考えなければなりません。

さて、物忘れはその質の変化に注意が必要です。物忘れにも種類があって、ひとつは「体験の細部を忘れてしまう」もの。昼ごはんに何を食べましたか？　と聞かれて、「あれ、カレーだったかな、ラーメンだったかな？」とすぐに出てこない。割と、よくあるのではないでしょうか。この段階では、あまり気にしなくてもいいでしょう。

注意が必要なのは「体験そのものを忘れてしまう」もので、昼ごはんの例で言うと、「昼ごはん……食べたかな？　いや、食べてないな」（本当は食べている）という反応です。これは昼ご飯を食べた体験ごと抜け落ちているわけで、すでに認知症の領域に入っています。

認知症レベルの物忘れにもいくつか段階があります

近時記憶障害

これが〝昼ごはん〟の例に当たります。つい数時間から数十分前の記憶が抜け落ちている状態です。同じ話を何度も繰り返すというのも、これに当たります。

即時記憶障害

近時記憶障害が進むと、単語や数字をおうむ返しすることができなくなります。「3、4、8。この数字を逆から言ってください」という問いに手こずるようになります。

電話番号も一度聞いただけでは、覚えられなくなります。

見当識障害

記憶障害がさらに進んで、月日や時間の識別が難しくなっている状態です。「今日は何日ですか」という問いに答えられない。あるいは「いまの総理大臣は誰ですか?」という問いに、小泉さんだったかしら……という状態。

私の知っている例では、夕方の4時と間違えて朝の4時に銭湯に行ってしまい、結局、警察に保護されたというケースがありました。

このうち「見当識障害」まで行くとかなり進行した認知症なのですが、先ほど言ったとおり、物忘れと認知症のあいだは〝なだらかな坂〟です。70代になったら、自分でも、そして周囲の人も、「近時記憶障害」が頻繁に出るなどの認知症進行のサインがないか、常に注意するようにしてください。

記憶力の低下は、このように「時間」から始まり、次に「場所」、そして最後が「人」になります。

ちょっとお勉強 ～認知症のしくみ

次に、日常の生活で実践できる認知症対策についてお話ししますが、実は認知症のメカニズムは、まだはっきりとはわかっていません。ここからは、おそらくこうであろうという、日々の診療現場で感じている私自身の実感をお話しますので、そのように認識した上でお読みいただければと思います。

さて、記憶を司る大脳もまた、他の臓器と同様に老化していくのですが、ほかにも脳の大事な部分である「視床下部」の働きが加齢とともにおとろえていきます。

視床下部は脳の一部で、感情や五感から得た情報をもとに、40代のページでも触れたように大脳や他の臓器に行動の指令を送っています。たとえば次のような具合です。

○食べ物が腐っていることを匂いと味で感じる

↓

○視床下部に伝わる

↓
○食べるなと視床下部が大脳に命令する
↓
○大脳は食べるのをやめる

大脳は、人間で一番えらい臓器と錯覚しがちですが、実は視床下部に管理されている部下でもあります。認知症の手前で匂いがわからなくなるのは有名ですし、体温の上昇を感じにくくなって、熱中症になりやすくなるのもその一例です。五感からの情報が視床下部をとおしてうまく大脳に伝わらず、正しい行動をとれなくしてしまうのです。

記憶障害・認知症の原因は、「五感・視床下部・大脳」それぞれの劣化に加えて、この三者間で伝達される情報の質・量の劣化があると考えられています。五感から入ってきた情報を、取り出せる記憶として大脳にきちんと収められないわけです。

となると対策として、この情報のやり取りを活発化する方法が浮かび上がってきます。さまざまな刺激を体に感じ、それに反応するという一連の動作により、視床下部を中心としたネットワークをリフレッシュさせるのです。

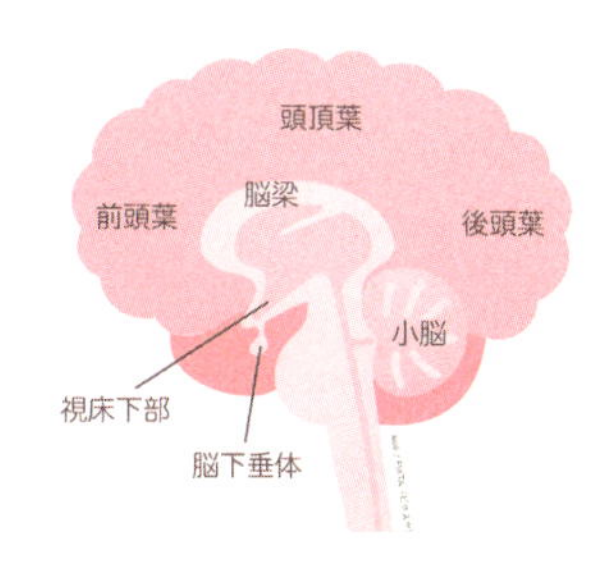

対策その1　体を動かすことが脳を活性化します

まず考えられるのが、運動神経細胞の活発化です。要するに運動すること。

しかし運動といっても、走ったり、飛んだりするだけではありません。喋ったり、歌ったり、あるいは料理も立派な運動です。

たとえば認知症対策としてカラオケがよく言われます。歌詞を目で見て確認し、リズムや伴奏を耳で聞き、それらがぴったりフィットするタイミング・音程で声を出す。五感、視床下部、そして大脳や他の器官とが、複雑に連携するのが〝カラオケで歌う〟という行為なのです。

しかも歌うことは、たいていの人にとって楽しいことではないでしょうか。仲間と一緒であればなおさらです。

この〝楽しさ〟が重要なポイントで、黙々と歩くのが楽しい方はウォーキングでもいいのですが、そうでなければ長続きしません。

料理であれば、必要な材料を決めて買い物に行き、段取りを考えながら、切ったり焼い

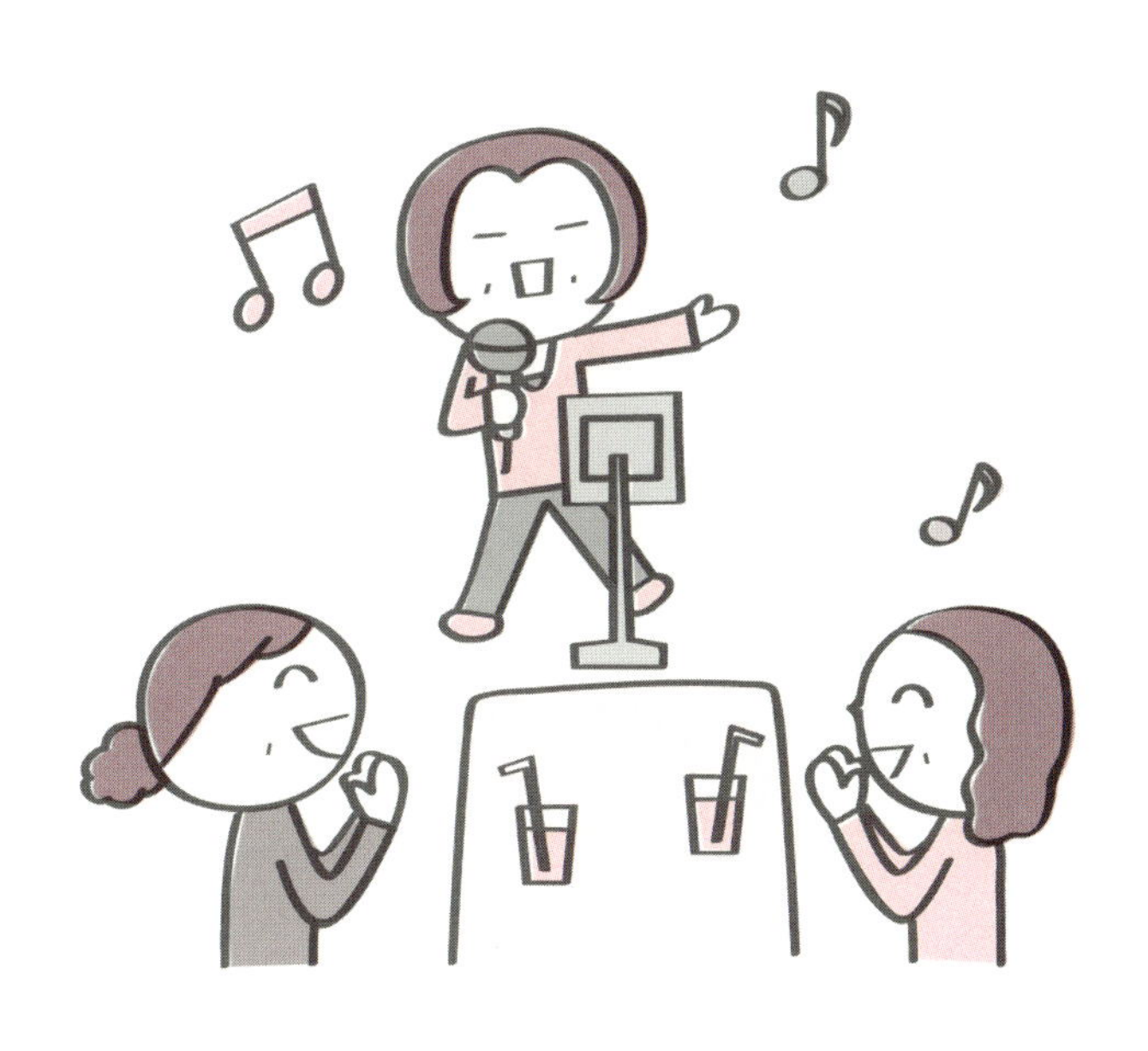

たり炒めたり。
ときどきは味見も必要です。そして、きれいに盛りつけて、誰かに振る舞う。非常に複雑かつクリエイティブな行為であり、料理好きには楽しい時間でもあります。

対策その2
心が動けば脳も動きます

物理的な運動だけでなく、情動面の活発化も、脳の健康とかかわりがあると言われています。情動、なかでも"喜び"を日々感じることが、大切ではないでしょうか。

人は自立をし、人の役に立つことが

生きている喜びにつながるのだと思います。

しかし人の心は弱いものです。精神的にも肉体的にも自立したいが、実際には誰かに頼りたい、頼っているというのが現実です。

ならば、それを認識して言葉で表しましょう。家族や周囲の人に、1日1回は心から「ありがとう」と言いましょう。

そして何か人に役立つことをして、自分のことをこっそり褒めましょう。喜びはそうしたところに生まれると思います。

認知症になるとささいなことで怒りっぽくなる方がいますが、これは感情の制御が利かなくなって、寛容さを失っている状態です。情動もまた視床下部が司る部分であり、〝喜び〟はそのストレスを発散してくれるものだと思います。

さて、認知症対策として「体と心を動かす」ことを挙げましたが、この2つは認知症対策であると同時に、幸せな暮らし方にも通じます。

積極的に人や社会とかかわり、肉体面・精神面ともに自立を心がけながらも、周囲への感謝を忘れない。一見当たり前のようですが、これができない人が多いのも事実です。

1人暮らしの高齢者が増えていますが、あまり人にも会わず、買ってきたお弁当を1人で食べ、日がなテレビを眺めている……これでは脳の活性化は望めません。

心身の喜びを大切にする心、人生への前向きな心こそ、最良の認知症対策と言えるでしょう。

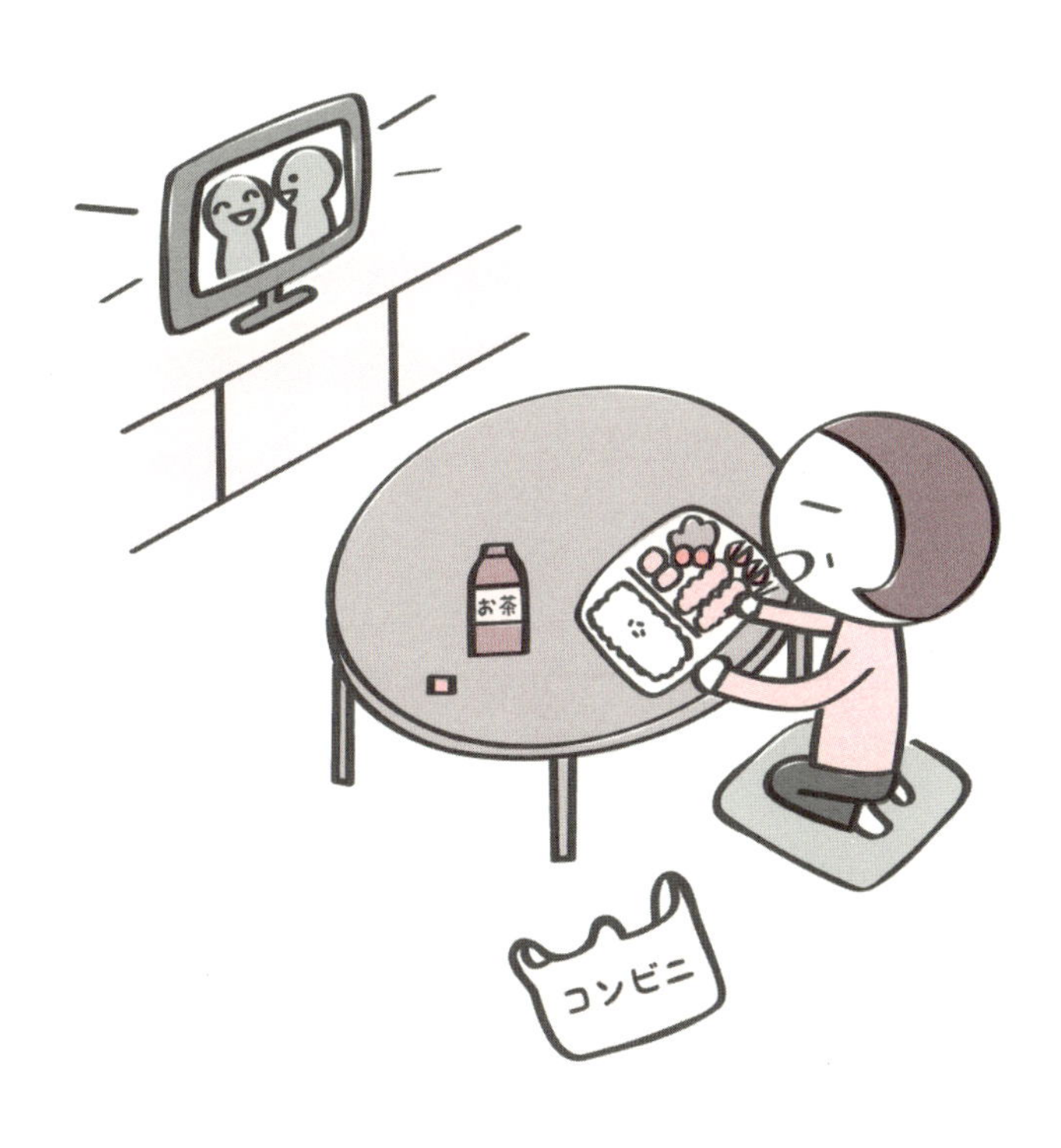

本人も周囲も、認知症を受け入れる勇気が大切です

ここまで、記憶障害や認知症対策について述べてきましたが、残念ながら発症する年齢や程度の差こそあれ、ほとんどの人が歳をとれば認知症になります。認めたくないかもしれませんが、これは避けられない事実です。

私自身、いまのところ体は元気でも、着実に認知症に近づいています。これを読んでいるあなたもそうでしょう。

高齢社会となったいま、このことを改めて社会全体で受け止めるべきだと思います。ACジャパンの認知症の啓発ポスターに、こんなコピーがありました。

58歳の時に認知症と診断された。
「それがどうした」と
言ってくれた人達がいた。

いい言葉だなあ、と思いました。

本人も周囲も、この症状に対してオープンな心を持つ。そんな世の中であれば、認知症もそれほど怖くないかもしれません。

心がけたいですね。

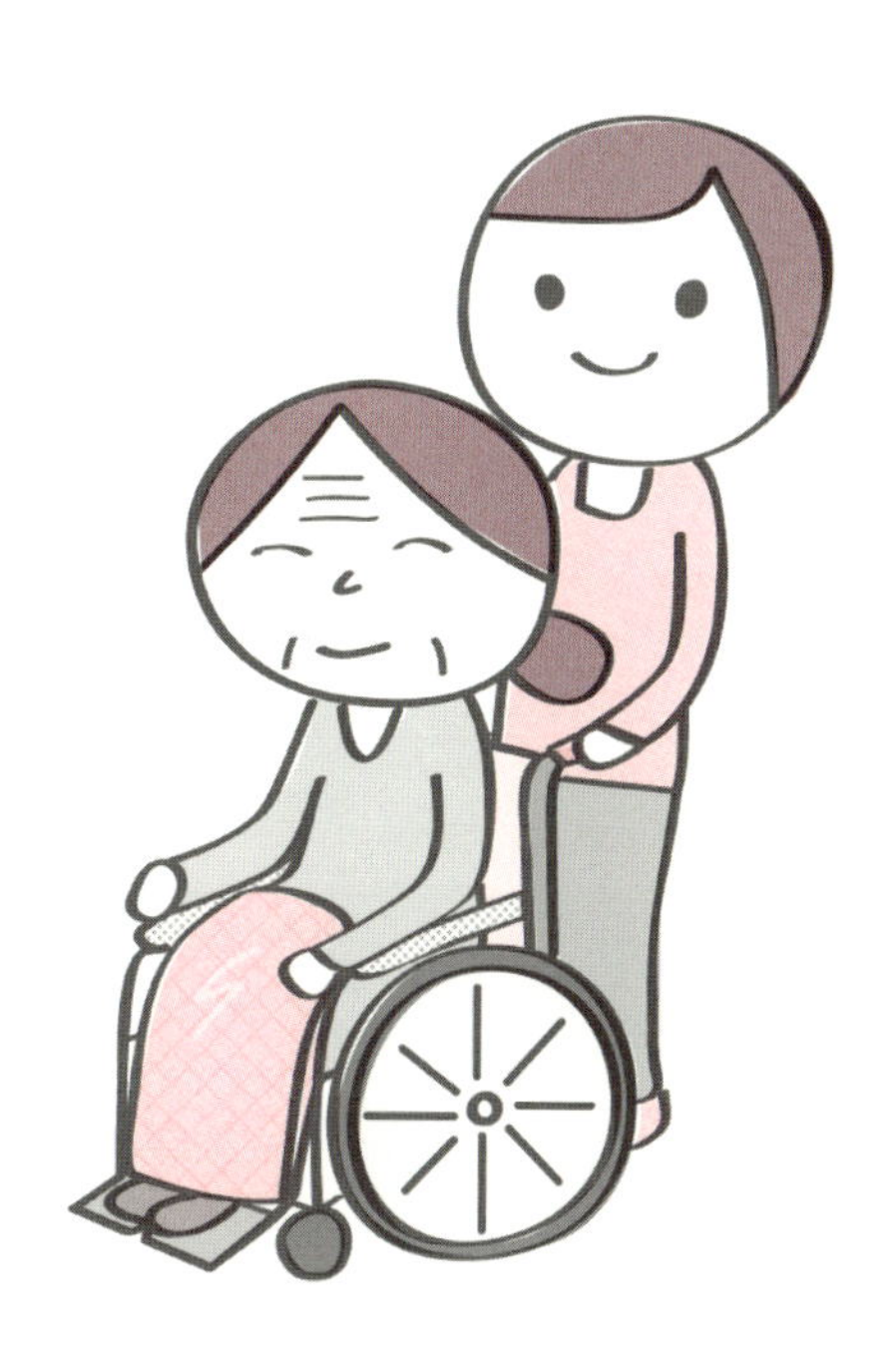

診察室から

運動をやめると痩せるお年頃

70代になったばかりのEさんですが、その年齢を知ると周りは驚きを隠せません。どう見てもせいぜい50代？　10歳以上は若く見える上に、スラリとしたスタイルと肌艶。周囲の羨望と本人から溢れる自信で眩いばかり。

そのEさんが、急に5キロ以上痩せてしまい、体調も崩して私のクリニックにやってきました。

この年代で体重が急に落ちた場合は、まず消化器系のがんを疑います。ところがいろいろ検査をしてみたものの、すべて異常なし。

聞けばEさんは水泳が趣味で、ずっと週に2〜3回プールに通っていましたが、それがひと月前に肩を傷めて、水泳を中断していたのでした。

要するに、原因は運動不足からくる筋肉量の低下。この年代になると若い頃とは違って、運動をやめて太るのではなく、痩せる場合があります。運動が習慣化し、その状態でバランスがとれていた人ほどそうなるのかもしれません。

その後、Eさんは少しずつ回復され、水泳を再開すると体重はほぼ元に戻りましたが、危うくフレイルサイクルに落ち込むところでした。無理せず、でも体を甘やかさず、適度な体重と動ける体をキープしたいものです。

話は変わりますが、ある50代男性の話。

健診で、急に血糖値や中性脂肪値の高さを指摘されてビックリ。なんでも毎日5~10キロのランニングが習慣だったのですが、腰を傷めて運動を中断したところ、こちらも10キロ体重が減ってしまったそうです。

それでスタミナもなくなり、不安になった男性はどうしたかというと、必死に飲み食いをして4キロ体重を増やしたのでした。

つまり減った筋肉を脂肪で補うという、生活習慣病に突進している状態。腰をしっかり治すことと食生活の改善をお願いし、数ケ月後には運動も再開できたため、数値は改善しました。

最後に

加齢と
どう向きあうか

さて、ここまで40代の更年期とのつきあい方に始まり、50代、60代、70代と加齢対策について述べてきました。

いかがですか？「体のあばれ」はうまく乗りこなせそうでしょうか。この本が少しでもお役に立てば幸いです。

さて、人生100年時代ですから、80代、90代はどうするの？　というご意見もあるでしょうが、70代までの〝体のあばれ〟とうまくつきあえた方は、きっとその先は大丈夫。自信を持って、笑顔を忘れずに毎日を過ごしてください。

とはいっても、ライフ・ゴーズ・オン。

人生は続くのですから、最後に少しだけ80代以降のことをお話ししたいと思います。

50代の若輩者（じゃくはいもの）の、ひとつの意見としてお読みください。

実は、日本人がこんなに長生きするようになったのはつい最近のことです。

1947年時点で日本人の平均寿命は男性で約50歳、女性で約53歳でした。

1960年時でも男性で約65歳。かつては55歳定年でしたから、退職後、10年ほどでかなりの方が亡くなっていたことになります。

その後、さらに平均寿命は延び続け、２０１５年には男性で約80歳、女性で約87歳に達します。少子化と相まって、日本は世界でも類を見ないスピードで高齢化が進んだ社会なのです。

その高齢化のスピードゆえに、これほどまでにヒトが長生きすることに、いまだ社会は対応し切れていません。医療に留まらず、政治や経済もとまどっている状態ではないでしょうか？

加えて個人にとっても、加齢は誰にとっても初めての経験です。長生きすることに、社会も個人も慣れていないのです。


かつて日本の経済は右肩上がりでした。人生も右肩上がりできて、少しピークをすぎた頃に終末を迎えていたと言えるでしょう。しかしいま、日本人には長い長い「右肩下がり」の期間を過ごす覚悟が必要なのです。これはなかなか難しい問題です。

この本では、更年期や加齢に対処するさまざまな方策を紹介してきましたが、老化を止めることは誰にもできません。どんなに〝負のサイクル〟に陥らないように気をつけても、長い年月をかけて人は老い、最後には死に至ります。これは貧乏な人もお金持ちも避けられません。

そうやって死に向かって老いていくことに、耐えられないと感じる方もいることでしょう。私たちはどんな心持ちで、長い「右肩下がりライフ」を生きていけばよいのでしょうか。

これは簡単に結論が出る問題ではありませんが、先日、ちょっと救われるようなデータを目にしました。

１００歳を超える高齢者たちに「あなたはいま、幸せですか」という問いを投げかけたところ、その過半数が心から「幸せです」と答えたそうです。目や耳、味覚などの五感のおとろえも進み、ほとんどの人が車椅子や寝たきりに近く、外出もろくにできない生活なのに。はたから見ればなんの楽しみもなさそうなのに、「いまが幸せ」と言えるということ。歳を重ねた先には、若い頃の想像とはまた違った世界が開けているようです。

私は体がおとろえたからといって、心までおとろえる必要はないと思っています。そして体のおとろえに左右されない心の力。そんなものが人間にはもともと備わっているのではないでしょうか。

その力をどうやって目覚めさせていくのか、私もこれから、じっくり考えていきたいと思います。

鍵になるのは、「うつ病」のページでも申し上げた、「ありのままの自分を受け入れる」気持ちでしょうか。

みなさん、どうかご自愛ください。

2017年12月
常喜 眞理

〈著者略歴〉

常喜 眞理（じょうき・まり）

家庭医／医学博士

◎――1963年生まれ。東京慈恵会医科大学卒業。
◎――消化器病学会専門医、消化器内視鏡学会専門医・指導医、内科学会認定医、日本医師会認定産業医。
◎――常喜医院院長としての診療、そして慈恵医大新橋健診センターでは診療医長として、健康診断（人間ドック）の際の内科診察を行いながら、婦人科や乳腺外科の診察結果を総合的に最終診断する立場を担っている。また、さまざまな大手企業の産業医として、職場におけるメンタルヘルスのサポートを長年行っている。
◎――テレビの健康番組にも多数出演。本書が初の著書。

マリ先生の健康教室　オトナ女子
あばれるカラダとのつきあい方

2018年 1月28日　第1刷発行
2019年12月20日　第2刷発行

著　　者――常喜 眞理
発 行 者――徳留 慶太郎
発 行 所――株式会社すばる舎
〒170-0013　東京都豊島区東池袋3-9-7 東池袋織本ビル
TEL　03-3981-8651（代表）　03-3981-0767（営業部）
振替　00140-7-116563
URL　http://www.subarusya.jp/

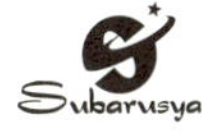

装丁・ブックデザイン――ISSHIKI（デジカル）
イラスト――加藤 陽子（クレジット表記されているものを除く）
印　　刷――図書印刷株式会社

落丁・乱丁本はお取り替えいたします

ISBN978-4-7991-0682-2